Les Eaux

SULFUREUSES

DE

Cauterets

LEURS MOYENS D'ACTION ET LEUR MODE D'APPLICATION

PAR

LE Dr SÉNAC-LAGRANGE

MÉDECIN CONSULTANT A CAUTERETS

PAU

G. CAZAUX, LIBRAIRE-ÉDITEUR

24, PLACE DE LA HALLE, 24

SUCCURSALE A CAUTERETS, 1, RUE DE LA RAILLÈRE

1883

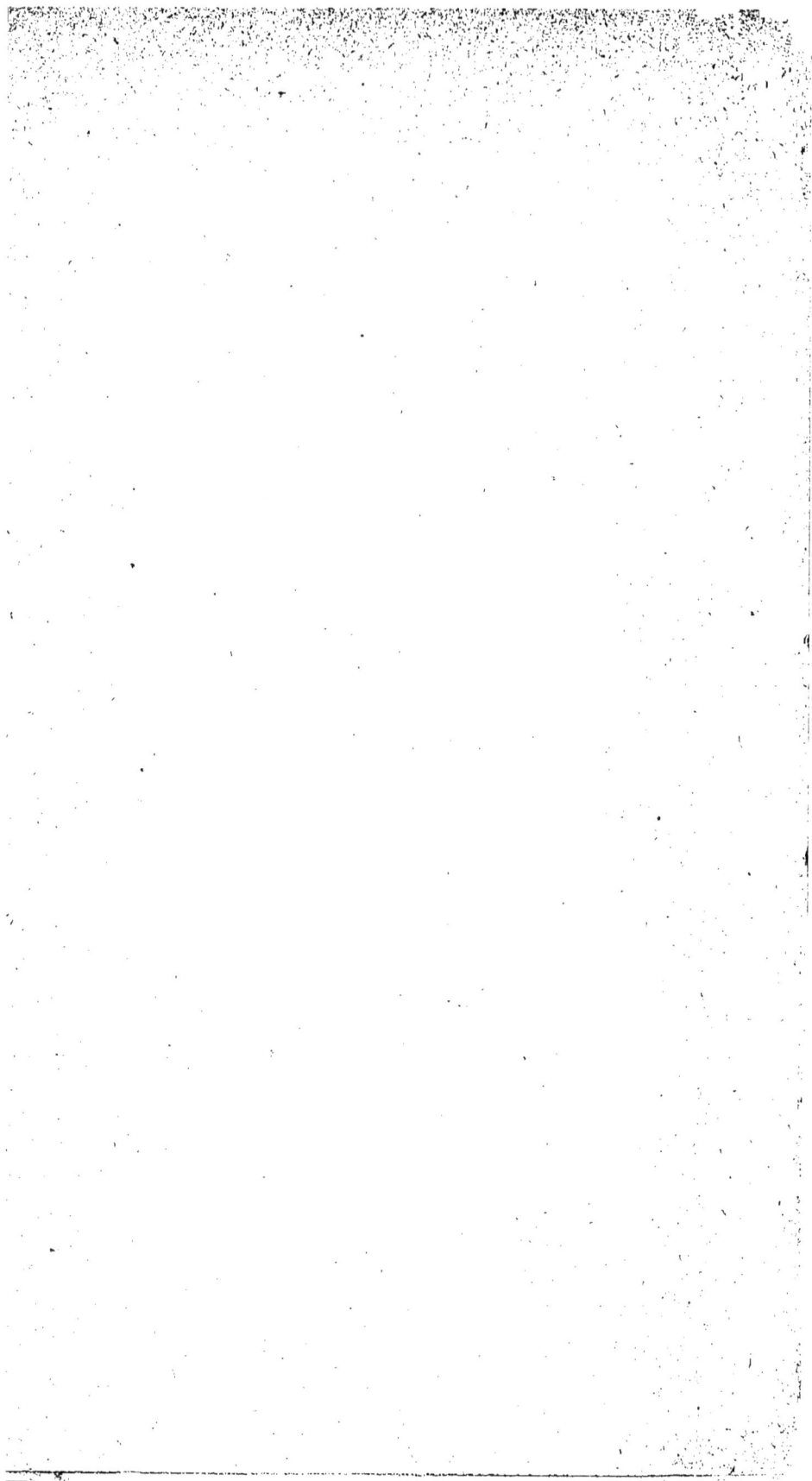

LES EAUX SULFUREUSES

DE CAUTERETS

PAU. — IMPRIMERIE VERONESE

Les Eaux
SULFUREUSES
DE
Cauterets

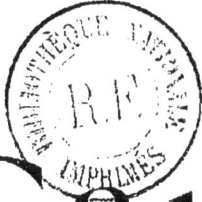

LEURS MOYENS D'ACTION ET LEUR MODE D'APPLICATION

PAR

LE Dr SÉNAC-LAGRANGE.

MÉDECIN CONSULTANT A CAUTERETS

PAU
G. CAZAUX, LIBRAIRE-ÉDITEUR
24, PLACE DE LA HALLE, 24
SUCCURSALE A CAUTERETS, 1, RUE DE LA RAILLÈRE

1883

CHAPITRE I.

Cauterets, sa situation, etc. — La ville de Cauterets est assise dans la vallée de ce nom, sur les
deux rives du Gave, à 992 mètres au-dessus du niveau de la mer.

De la promenade du Mamelon-Vert, qui domine
légèrement la ville, l'œil suit le rideau de montagnes
qui l'entourent. Au midi et sur des plans étagés,
se présentent dans le fond les trois pointes arides
de Culaoüs 2,800 m., à droite Hourmigas qui com-
mence le val de Gerret et Peyralans qui le continue;
à gauche le pic d'Ardiden. De la vallée intermédiaire
dite de Lutour, sort la cascade de ce nom qui semble
émerger d'un berceau de verdure. En avant
d'Hourmigas, la largeur du val de Gerret franchie
et sur la rive droite du Gave du Marcadeau qui le
traverse, s'accuse la ligne des montagnes de la
Raillère que continue Péguère, 2,187 m., prolongé
lui-même à l'ouest des sommèts âpres du Lys; puis
le Monné, 2,724 m., le plus haut pic de la région,
Peyrenère et le Cabaliros, 2,233 m. Sur le côté

opposé, faisant suite au pic d'Ardiden sont les monts de Rionné, des Bains, 2,093 m., de l'Isey, 1,792 m., le pic de Viscos, 2,141 m., et finalement des deux côtés les montagnes de Pierrefitte. De ces monts, Péguère est celui qui menace directement la ville, mais la forêt de hêtres qui le revêt la défend contre les avalanches d'hiver et les éboulements des terrains.

Distribution des sources. — L'orientation des sources les fait distribuer en sources de l'est et du sud. Aux premières appartiennent les sources de César et des Espagnols, de Pauze vieux et de Pauze nouveau, du Rocher, Rieumiset, formant avec un filon de César un établissement particulier, Néo-Thermes, propriété de la Compagnie fermière. La Raillère, Mauhourat, le Petit Saint-Sauveur, le Pré, les Yeux, les Œufs, le Bois forment le groupe du Sud. Toutes ces sources naissent dans des dislocations du sol (failles) par des griffons et ceux-ci par de simples filets d'eau qu'on voit sourdre à travers les intervalles des rochers. Du griffon part un conduit de poterie, protégé dans son trajet par un mur en maçonnerie et qui mène l'eau aux lieux d'emploi, buvette, bains, douches, etc. C'est tantôt près du sol que les sources apparaissent, tantôt il faut creuser à travers le granit et le schiste de longues galeries, pour arriver au lieu d'origine du moindre filet d'eau (galerie de César). Le long des conduits sont établis des regards où canaux de dérivation qui dévient l'eau de la source au cas où le conduit aurait subi une atteinte.

La portion du conduit lésé est facilement surprise à l'humidité du sol correspondant, car l'eau détruit en peu de temps la couche de béton qui entoure le conduit; d'autres fois, une galerie est creusée dans le parcours, et une inspection simple suffit à reconnaître le dégât : le regard supérieur se charge alors de la dérivation de l'eau, et le conduit peut être réparé. De petits canaux servant à recueillir les eaux d'infiltration sont creusés des deux côtés dans les galeries où sourdent les griffons. Le parcours du conduit est plus ou moins long; il en est qui aboutissent presque directement aux lieux d'emploi (La Raillère, etc.); d'autres (source des Œufs) n'y arrivent qu'après un trajet de deux mille mètres environ. Ces eaux se déversent dans de grands bassins, et de là la distribution s'opère soit pour les bains, soit pour les douches, etc.

Il est deux espèces de bassins : les bassins de douches et les bassins ou réservoirs des bains. Les premiers sont toujours sur un plan plus élevé que les seconds. Les uns et les autres sont protégés de l'air par un couvercle en zinc qui est reçu dans une rigole de la pierre d'enceinte et dans cette rigole circule un filet d'eau. Toute l'eau arrive d'abord au bassin des douches : de ce bassin le trop-plein passe dans le réservoir des bains. La prise d'eau qui part des réservoirs soit pour les bains, soit pour les douches, se fait toujours par le fond.

L'installation de nouveaux modes balnéothérapiques a exigé pour l'installation du bel établissement des Œufs des particularités d'aménagement qui ont réalisé un vrai progrès. Non-seulement l'eau naturelle y est distribuée de la façon dite déjà, mais l'eau froide du Gave, tamisée sept fois dans son parcours par des toiles métalliques en cuivre, y arrive de même dans des réservoirs parallèles à ceux d'eau chaude. L'eau tempérée ne s'obtient plus par le mélange d'eau chaude et d'eau froide qui avait l'inconvénient d'affaiblir la sulfuration ; elle est acquise par le refroidissement de l'eau naturelle, à l'aide du système suivant. Le conduit d'eau chaude traverse, dans un espace de 90 mètres environ, le conduit d'eau froide qui constitue la prise d'eau du Gave, qu'on aperçoit sur la route de la Raillère à peu de distance des dernières maisons. Le conduit d'eau froide peut être plein, rempli aux trois quarts ou à moitié ou vide, de sorte que le conduit d'eau chaude se trouve baigné en entier, aux trois quarts, à moitié ou point du tout, dans l'eau froide. Il en résulte que, sans mélange, on obtient des températures variant de 47°, température de la source, à la température de 10°, pour arriver à une constante de 27 à 29°. La piscine se trouve donc uniquement alimentée par l'eau tempérée ; cependant le trop-plein des réservoirs chauds peut s'écouler à volonté pour échauffer l'eau tempérée, quand la température est fraîche, le canal d'eau froide étant en général maintenu au même niveau.

Les grandes douches reçoivent avec une pression de douze mètres l'eau chaude et l'eau froide. L'eau tempérée provient du réservoir qui reçoit la même eau que l'eau de la piscine. Toutes ces douches peu-

vent être données avec de l'eau minéralé depuis 25°
jusqu'à 47°; de 25° à 7°, température de l'eau du
Gave — qui pour d'autres établissements est remplacée par une eau froide de source — un mélange avec
cette dernière eau est nécessaire.

Les petites douches à boule, ainsi appelées parce
qu'elles sont munies d'un mélangeur, ne reçoivent
que l'eau froide et l'eau chaude. L'eau tempérée à
n'importe quel degré est obtenue par le mélange
dans la boule de l'eau chaude et de l'eau froide.

Les bains de baignoires reçoivent l'eau chaude,
l'eau froide et l'eau tempérée par le même système.

Les bains de siège reçoivent l'eau chaude et l'eau
froide ; l'eau tempérée s'obtient par le mélangeur.

Les douches ascendantes ont de même un petit
mélangeur. La pression de ces douches impose la
nécessité de les modérer par le jeu des robinets.

La petite piscine ne reçoit que de l'eau chaude et
de l'eau froide.

L'aménagement de chaque baignoire permet la
douche vaginale et la douche ascendante au moyen
d'un appareil en caoutchouc qui s'adapte à la bouche
d'arrivée de la baignoire. Sept baignoires sont armées
de douches ordinaires sans mélangeur, qui permettent la douche dans la baignoire même. Les températures inférieures à la température de la source
n'en sont pas moins acquises, le mélange de l'eau
chaude et de l'eau froide s'effectuant dans le conduit
terminal, principalement l'ajoutage en caoutchouc
qui permet de modifier d'une façon continue la
direction de la douche.

La pression de l'eau arrivant de deux kilomètres, se multipliant de la hauteur, donnerait une pression énorme. Pour la briser, on a adopté, en outre des grands réservoirs, un système de réservoirs moindres, placés des deux côtés de l'établissement, à une hauteur de 12 mètres et où l'eau vient modérer sa force, en sorte que la pression générale de 12 mètres est la pression des réservoirs.

Buvettes. — Sur les conduits d'arrivée aux bassins est pratiquée une saignée qui mène directement à la buvette.

La plus fréquentée et la plus importante de nos buvettes, celle de la Raillère, est à peine à quelques mètres de son griffon. Aussi n'a-t-on jamais remarqué d'altération de son composé.

Tout autant de la buvette de la grotte de Mauhourat.

Au pont de Benquès, les buvettes de Mauhourat et des Œufs échappent par la forte inclinaison de leurs conduits à toute cause d'altération et n'ont qu'une diminution minime de température.

La buvette du Vieux-César, située à quelques dizaines de mètres du point d'émergence de la source, est assez bien aménagée pour n'éprouver que des altérations minimes.

La buvette de Pauze nouveau prête à redire. Mais bien plus celle de César aux Thermes et des Espagnols, au sujet desquelles M. Duhourcau a signalé pour cause d'abaissement de température (— 2º 4) et de sulfuration le ralentissement (0,0011º) d'écoulement — de l'eau sulfureuse par des dépôts de glairsine.

Même cause d'altération et plus accentuée, tant la conduite d'amenée est peu inclinée, pour la buvette de Pauze vieux.

La buvette du Rocher a été aménagée à nouveau et dans de bonnes conditions. De même la buvette de César aux Néo-Thermes.

Inhalation. — Un tuyau part des bassins des douches et l'eau arrive dans les nouveaux appareils d'inhalation. Ils sont formés de deux hémisphères articulés, en poterie. L'hémisphère supérieur présente en avant une ouverture allongée destinée au besoin à recevoir un embout portatif et qui sert au passage de la vapeur à absorber. Dans le fond de l'hémisphère inférieur se trouvent : un tuyau central qui amène le jet d'eau sulfureuse, un second tuyau qui sert de prise d'air, un troisième tuyau servant à l'écoulement.

Le jet d'eau vient se briser contre la paroi de l'hémisphère supérieur : l'appareil se remplit rapidement de vapeurs qui entraînent avec le gaz sulfhydrique une quantité de vésicules d'eau. Cette vaporisation et pulvérisation à la fois abaissent de 3° à 4° la température de l'eau. Reçue ainsi dans une surface close, la combustion des éléments de l'acide sulfhydrique [et du sulfure alcalin s'arrête, se limite du moins, et la constitution spéciale de l'eau sulfureuse en ce nouveau mode d'emploi est ainsi conservée (1).

(1) Au bain, à la douche, dans l'atmosphère des piscines, la combustion des mêmes éléments se fait mieux au contact de l'air. M. Filhol a trouvé qu'à Bagnères de Luchon, l'atmosphère des pis-

Pulvérisation. — De même que pour les buvettes, une saignée particulière se fait également sur le conduit principal, à une hauteur calculée, pour le service de la pulvérisation. Ainsi s'obtient une pression forte et uniforme.

La théorie de la pulvérisation consiste dans l'arrivée rapide de l'eau à l'aide d'une propulsion mécanique de plusieurs atmosphères, 7 atmosphères environ, tantôt sur un tamis, tantôt sur un disque (tambour), tantôt sur une palette, où elle se brise et d'où elle se répand en brouillard qui diverge et que la respiration prend en partie.

Soit à l'état de jet filiforme, soit à l'état de poudroiement, l'eau minérale, présentant une surface relativement étendue au contact de l'air, s'altère d'autant plus. M. Duhourcau a constaté pour l'eau de César pulvérisée sur les lieux d'emploi un abaissement de température de 8° c. et une perte en sulfuration variant de 6 à 13 %, selon le mode de pulvérisation employé. La pulvérisation en tamis est celle qui entraîne la perte la moins considérable, puis vient la pulvérisation à la palette convexe, c'est-à-dire avec tous les genres variés de tambour, et en dernier lieu la pulvérisation à la palette concave, c'est-à-dire que l'altération de l'eau est d'autant plus prononcée que la poussière

cines contient, pour 270 litres d'air, 0.0045 d'acide sulfhydrique ou 2 c. 97 et 18, 5 % d'oxygène en volume. Cette proportion est un peu plus élevée dans l'air des salles d'étuve humide et des salles de douche, dont l'atmosphère contiendrait, en moyenne, 19, 50 % d'oxygène et 80, 50 d'azote.

d'eau obtenue par ces appareils est plus fine et plus pénétrante. Cette forte brisure de l'eau est nécessitée pour les cas ou il faut favoriser la pénétration de l'eau dans la cavité laryngienne ou bronchique. Pour la même raison et parfois mieux on a recours à l'inhalation ou humage.

Peu et moins altérée est l'eau des irrigations natales et des gargarismes.

CHAPITRE II.

Nature des principes sulfurés. — Anglada est le premier qui en 1827 ait fixé la science sur la nature du principe sulfureux minéralisateur, monosulfure de sodium, se fondant sur l'identité de propriétés qu'il constatait entre des eaux artificielles préparées avec des cristaux de monosulfure de sodium et les eaux naturelles.

1º Toutes deux, soumises à l'ébullition, laissent dégager fort peu d'acide sulfhydrique — celui-ci dû à l'action de l'oxygène dissous sur le monosulfure, lequel oxygène donne naissance à de l'hyposulfite de soude et à de l'acide sulfhydrique. — Dans les mêmes conditions, les solutions de sulfhydrate de sulfure de sodium fournissent un dégagement rapide d'hydrogène sulfuré.

2º Les Eaux sulfureuses naturelles ne précipitent pas immédiatement par l'acide arsénieux, il faut préalablement les aciduler par un acide pour produire une coloration jaune que l'on obtient de suite dans une solution d'acide sulfhydrique libre.

En 1838 et de nouveau en 1853, Fontan argua que le dégagement d'acide sulfhydrique par l'ébullition ne peut provenir que du sulfhydrate de sulfure, il admet donc la présence d'acide sulfhydrique libre, mais en petite quantité.

En 1847, Boullay et Ossian Henri ont confirmé l'opinion d'Anglada des réactions différentielles suivantes :

1º Le sulfure en solution ne perd rien sous l'influence d'un courant d'hydrogène pure, le sulfhydrate laisse dégager de l'acide sulfhydrique ; 2º le sulfure est détruit en entier par un sel de zinc ou de manganèse ; le sulfhydrate laisse de l'acide sulfhydrique libre ; 3º le monosulfure cristallise, le sulfhydrate ne cristallise pas.

Plus tard, M. Filhol a vérifié les faits exprimés par Anglada, Boullay et Ossian Henry, mais il s'est aussi assuré que le sulfure simple, dissous, dégage de l'acide sulfhydrique par l'ébullition ; ce dégagement serait dû à la décomposition du sulfure par l'air et la silice de l'eau.

A notre époque, le Docteur Garrigou se montre partisan de la théorie du sulfhydrate de sulfure dans certaines sources, théorie qu'il étaye des raisons suivantes : 1º Plusieurs sources blanchissent à l'air, et laissent déposer du soufre; 2º les mêmes, par l'ébullition, donnent un abondant dégagement d'a-

cide sulfhydrique, dégagement qui se ralentit peu à
peu ; 3º le dégagement s'accuse aussi dans le vide
de la machine pneumatique ; 4º additionnées de nitro-prussiate de soude, elles prennent instantanément une couleur violette ; 5º par le sulfate de
plomb, elles se désulfurent et deviennent acides ; par
le carbonate de plomb, elles se désulfurent également et dégagent de l'acide carbonique.

Ayant étudié l'action du nitro-prussiate de soude
sur des solutions étendues à des titres divers, de
sulfures alcalins ou alcalino-terreux, M. Béchamp a
vu qu'à une certaine limite de dilution ces sulfures
ne donnent plus, avec le réactif, la coloration pour-
pre caractéristique, mais selon le degré de concen-
tration, une coloration allant du violet au bleu. Mais
si, dans ces solutions diluées, on ajoute un excès
d'alcali (potasse), il se produit instantanément une
belle coloration rouge purpurine, malgré la présence de quantités bien moindres de sulfure. Que s'est-
il passé ? D'après M. Béchamp, on peut conclure
en fait que : L'eau en grande masse par l'effet de sa
nature d'acide tendant à saturer un oxyde, détruit
les sulfures alcalins ou sulfhydrate de sulfure, de
manière qu'à un moment donné la dissolution ne
contient plus que l'alcali libre et de l'acide sulfhydrique libre ; l'addition de potasse dans ces conditions provoque par son affinité la formation du sulfure accusé aussitôt par la coloration.

Et l'auteur de conclure, avec M. Berthelot, que ces
eaux doivent être considérées comme contenant de
la soude caustique libre et de l'hydrogène sulfuré

également libre. Ce qui ne les empêche pas d'admettre des eaux à sulfure tout formé et des eaux à sulfhydrate de sulfure. C'est aussi l'opinion de MM. Garrigou et Duhourcau. — « Je me range volontiers, dit ce dernier, à l'avis de ces derniers chimistes et si j'ai acquis la conviction que *toutes les eaux de Cauterets* renferment un monosulfure alcalin, je n'hésite pas à penser qu'il peut exister ailleurs des eaux dont la sulfuration doit être attribuée à un principe différent. Des eaux qui se comportent différemment avec les mêmes réactifs, qui accusent à l'examen chimique ou même physique des caractères d'une différence tranchée, ne peuvent pas être exactement semblables ! A quoi attribuer, sinon à un état différent du soufre dans chacune d'elles, ces réations dissemblables qu'elles donnent au contact de l'air, par exemple ? L'air n'est-t-il pas un réactif ? Ici, nous voyons les eaux bleuir, là elles blanchissent et précipitent du soufre, ailleurs elles deviennent jaunes-verdâtres ; ici elles restent limpides et incolores. A Luchon, elles laissent dégager des quantités considérables d'hydrogène sulfuré sur leur parcours, tapissent leurs réservoirs et même les galeries de dépôts de soufre. A Aix, ces dépôts se forment en moindre quantité. A Barèges, à Cauterets, on ne les observe nullement. Certaines de ces eaux sont fortement alcalines, d'autres le sont à peine. Ici, le principe sulfureux est d'une stabilité remarquable, là il s'altère avec une facilité étonnante. Que conclure de ces propriétés diverses, portant sur des états différents du soufre, sinon que, du moins sur le rapport du principe sulfureux, toutes ces eaux ne se ressemblent pas ?

Origine. — Au point de vue de leur origine, on peut définir les sources sulfureuses thermales, les sources des terrains anciens. Car, indépendamment de l'élévation de leur température, qu'elles ne peuvent acquérir qu'à une profondeur considérable, elles sourdent dans les terrains granitiques ou dans les terrains sus-jacents.

Le mécanisme de leur apparition étant une dislocation du sol, on comprend leur orientation dans un même sens, qui varie peu des sources voisines.

Température et ses variations. — La température de ces eaux varie entre 13° et 78°. Elles sont dites chaudes ou froides par rapport à la température du corps de l'homme (35°). Les sources chaudes peuvent être refroidies au contact sans modification sensible. Les sources froides, qui doivent être réchauffées artificiellement, ne peuvent l'être sans altération, tout comme les sources chaudes refroidies par le mélange d'eau froide.

Leur température est généralement invariable. Les variations légères qu'elles ont pu subir, ont tenu à des erreurs d'observation, d'instrumentation, telles que différence de nature des thermomètres, élévation du zéro de l'échelle. Les variations fortes qu'elles ont présentées étaient de l'époque où, mal aménagées, les eaux d'infiltration allaient jusqu'à elles.

Pour avoir une idée de la thermalité et la composition des sources, il faut se rappeler la chaleur centrale et son influence sur le passage de la matière à divers états, l'expansion des vapeurs, l'énorme pression des couches supérieures, l'action dissolvante des liquides plus ou moins vaporisés sur les parties qu'ils traversent et les réactions nombreuses qui se passent en eux-mêmes.

Et dans la suite des temps, que de pertubations telluriques qui ont amené la disparition d'une source, par suite que de rapports nouveaux avec des sources froides qui ont changé la température primitive, etc !...

Espèces d'eaux sulfurées. — Toutes les eaux sulfureuses ont pour caractères communs, l'odeur, la saveur, la propriété de noircir les objets d'argent, de donner des précipités noirs avec les sels de plomb, etc...

Les eaux sulfureuses sont minéralisées par le sulfure de sodium, le sulfure du calcium ou des traces d'acide sulfhydrique et la nature de leur base fait aussi la nature basique de leurs sels.

On reconnait une eau sulfhydriquée, en ce qu'elle n'est pas colorée par le nitro-prussiate de soude, tandis que ce dernier colore en bleu-violet les solutions de sulfure de sodium et de calcium.

C'est là, la réaction des eaux de Cauterets, Barèges, etc... Mais, si on fait chauffer à 70 ou 80 degrés cette même eau, le nitro-prussiate de soude ne produit plus la coloration bleue. Les choses se passent comme si, à cette température, le sulfure et l'eau, réagissant l'un sur l'autre, avaient produit de l'acide sulfhydrique libre en présence de la soude libre. Même fait légitimant même explication aurait lieu quand on dissout les sulfures alcalins dans une grande quantité d'eau (Béchamp.) Ce phénomène a reçu des chimistes le nom de Dissociation.

On peut communiquer à une eau sulfhydriquée la propriété de se colorer en bleu au contact du nitro-prussiate de soude, en y ajoutant une dissolution de carbonate ou de silicate de soude.

Dosage du soufre. — L'existence du soufre et du composé sulfureux, comme la proportion du soufre d'une eau minérale, se détermine à l'aide de deux sortes de procédés. Les premiers employés consis-taient à faire passer le soufre dans des combinaisons insolubles, à l'état de sulfures métalliques. Ces sul-fures étaient lavés et séchés, et leur composition étant connue, on déduisait de leur poids celui du soufre qu'ils contenaient. Mais avec le sulfure, étaient précipités des sulfates, etc., dont la présence faussait les résultats, et quand un polysulfure s'était formé, comme cela arrive loin de la source d'émer-gence, du soufre libre se précipitait.

MM. Filhol et Chatin ont fait connaître une mé-thode plus sûre, qui consiste à transformer le soufre précipité en sulfate soluble par le sulfate de plomb et, par l'adjonction du chlorure de barium, à doser le soufre à l'état de sulfate de baryte.

Une méthode plus simple et plus rapide est le dosage volumétrique découvert par Dupasquier en

1839. Cette méthode est fondée sur la propriété qu'a l'iode de décomposer l'acide sulfhydrique ou les sulfures, de manière à précipiter le soufre et à se substituer à lui à l'état d'acide hydriodique et d'iodure métallique.

Dupasquier se servait, comme liqueur titrée, d'une solution alcoolique d'iode. La solution iodo-potassique (1) de M. Filhol a l'avantage de mieux retenir l'iode que ne le fait l'alcool et d'être moins dilatable (dilatation de l'alcool par la température dans une burette graduée).

Dans ses nouveaux essais sur la sulfurométrie appliqué aux eaux de Cauterets (1876), M. Duhourcau s'est servi de la solution titrée de l'ingénieur Martin. C'est une dissolution de 2 gr. à 2.50 d'iodure de potassium dans 50 à 60 centilitres cubes d'eau; après dissolution, on ajoute 1 gr. d'iode; puis on étend d'eau jusqu'à ce qu'on obtienne un volume de 500 centimètres cubes.

Cette solution est introduite dans une burette à robinet gradué en dixièmes de centimètres cubes.

L'essai est fait sur l'eau ramené à + 20°, à l'abri de l'air sur trois flacons de 500 gr.... Le premier renferme de l'eau sulfureuse naturelle; le second de l'eau traitée par le chlorure de barium, et le troisième de l'eau désulfurée par le nitrate de cadmiun et par l'acétate de zinc.

(1) Iode...................... 10 grammes.
Iodure de potasssium pour dissoudre... 15 gr.
Eau...................... 1 litre.

2

Inutile d'ajouter pourquoi chaque flacon renfer-me une légère solution amidonnée.

L'épreuve sur l'eau traitée par le chlorure de ba-ryum donne le degré de *sulfuration brute*, c'est-à-dire celui des sulfures et hyposulfites réunis, le chlorure de baryum précipitant les carbonates et les silicates alcalins. Le degré correspondant aux sulfures seuls, ou degré réel de sulfuration, est donné par la diffé-rence entre le troisième et le second. Le premier essai n'est donc ni indispensable, ni même très utile.

Le nombre de degrés de liqueur iodée employés dans chaque dosage indique la quantité d'iode absorbée par les principes sulfureux de l'eau en expérience. Un simple calcul indiquera la quantité de ces principes auxquels correspond l'iode ab-sorbé (1).

L'eau de la solution iodurée qui sert de réactif, contient des sels qui absorbent de l'iode. Par ses expériences M. Duhourcau a trouvé que la satura-tion de ces sels absorbe cinq divisions de la bu-

---

(1) La division de la burette correspond à un dixième de cent. cube.

La liqueur renfermant 2 gr. d'iode par litre contient deux dixiè-mes de milligrammes d'iode (0,0002) par division ou degré de la burette.

L'équivalent de l'iode est de 127, celui du soufre 16. Le pro-blème se poursuit dans la proportion suivante :

$$127 : 16 :: 0,0002 : X,$$

d'où x, le soufre cherché $= \frac{0,0002 \times 16}{127} = \frac{0,0000252}{\text{par division.}}$

qu'on multipliera par le nombre de degrés obtenus dans l'essai pour avoir le poids du soufre de l'eau en expérience.

rette (0,0005). Il faudra donc diminuer de 5 le nombre de degrés obtenus dans chaque épreuve.

Alcalinité des eaux. — Toutes les eaux de Cauterets sont alcalines, mais pas au même degré.

Aux griffons elles doivent surtout leur alcalinité au sulfure de sodium (Filhol). Plus loin et par le contact de l'air, le sulfure alcalin se convertit en partie en carbonate sous l'action de l'acide carbonique de l'air.

Mais en majeure partie, l'alcalinité est due au silicate de soude (Fontan, Filhol), le silicate de soude serait fourni par les feldspath-albite de soude (Réveil) attaqués par les vapeurs sulfureuses dans les profondeurs du sol (St-Claire-Deville).

L'acide carbonique a cependant été retrouvé par le Dr Garrigou aux griffons dans quelques sources, notamment dans les deux sources du petit Saint-Sauveur. Pour beaucoup, ce serait là un dernier vestige de la composition primitive des sources de Cauterets, carbonatées calcaires à l'origine.

Quoiqu'il en soit, M. Filhol distingue deux sortes d'eaux dans les Pyrénées, des eaux qui renferment des carbonate et silicate de soude en quantité et des eaux qui n'en contiennent presque pas.

Alcalimétrie. — On calcule la proportion de sels alcalins contenus dans une eau minérale par l'opération volumétrique connue sous le nom d'alcalimétrie. Une liqueur étendue et titrée d'acide sulfurique sature ces sels; quelques gouttes de teinture de tournesol versées dans le liquide, annoncent la fin de l'opération, par le changement de couleur rouge classique.

La quantité de liqueur sulfurique employée indique par un simple calcul la quantité correspondante de soude ou de carbonate de soude contenu dans l'eau. Et puisque le sulfure de sodium est lui-même alcalin, pour connaître la quantité vraie de sels alcalins, il faudra par un essai sulfurométrique déterminer le poids du sulfure.

Il est une autre méthode qu'on peut considérer comme la preuve de la précédente, c'est l'alcalimétrie renversée de M. Garrigou. Une solution sulfurique titrée est saturée par une quantité déterminée d'eau de chaux. Versée dans une eau sulfureuse alcaline, avec quelques gouttes de tournesol, cette solution sulfurique exigera un volume moindre d'eau de chaux pour neutraliser la liqueur. La différence entre ces deux essais indique la quantité d'acide sulfurique correspondant à la somme des sels alcalins de l'eau minérale.

De même que pour la sulfuration, nous devons à M. le Dr Duhourcau l'analyse de l'alcalimétrie brute et de l'alcalimétrie *vraie* des sources de Cauterets (1). L'auteur a posé les principes suivants :

1º L'alcalinité brute ou apparente de chaque source est en rapport avec la sulfuration, autrement dit, les sources les plus sulfureuses sont les plus alcalines.

(1) De l'alcalinité des eaux sulfureuses des Pyrénées, etc... Annales d'Hydrologie T. XXIV.)

2º L'alcalinité brute des eaux de Cauterets diminue avec leur sulfuration, mais pas dans des proportions égales, car, en même temps, l'alcalinité vraie augmente. Il faut donc que, tandis qu'une partie de la soude du principe sulfureux se convertit en sel alcalin (carbonate ou silicate), une partie se transforme aussi en sel neutre, n'agissant plus sur les réactifs colorés, en hyposulfite de soude en un mot, (Filhol). Ce sel, en effet, n'absorbe pas d'acide dans l'essai alcalimétrique.

3º L'alcalinité vraie augmente à mesure que la sulfuration diminue, mais en proportion égale. Aux buvettes, les sources de César, des Espagnols, de Pause, du Rocher, de la Raillère, des Œufs sont plus alcalines qu'aux griffons. L'eau des bassins et des baignoires est encore plus alcaline. Il est un moment où l'eau dégénérée peut être et est moins alcaline que l'eau pure, c'est lorsque tout le principe sulfureux a disparu et qu'une partie s'est transformée en hyposulfite ou sulfite de soude.

Degré d'alcalinité des sources. — Par ordre décroissant, relativement à l'alcalinité, M. Duhourcau place les sources suivantes :

Bois-Nord; — Rocher; — Bois-Sud; — Pauze-Vieux; — Mauhourat; — La Raillère; — Petit Saint-Sauveur (source nouvelle) ;— Les Œufs; —Les Espagnols; —Petit Saint-Sauveur (source ancienne); — César ; — Le Pré.

Et connaissant la richesse alcaline de chaque source au robinet des baignoires, M. Duhourcau calcule la quantité de sel de soude que contient un bain (300 litres) de cette source. Les bains de la Raillère équivaudraient à un bain alcalin de 48 gr. de sous-carbonate de soude. Les bains de Pauze, de César, des Espagnols, refroidis avec l'eau de source renferment aussi des carbonates et silicates alcalins — ils sont plus alcalins que s'ils étaient formés d'eau minérale chaude. Les bains des Œufs ont leur alcalinité diminuée par l'addition d'eau du Gave et les bains du Pré sont les moins alcalins.

Quelques questions se posent au sujet de ces deux espèces de principes constitutifs des eaux sulfureuses, principe sulfureux, principes alcalins et de leur influence réciproque.

Formation de l'alcalinité. — Et d'abord, suivons l'eau minérale dans ses divers trajets, extérieur et intérieur. Supposons un point dans le sein de la terre ou le sulfure alcalin est formé (Garrigou). A mesure que l'eau remonte à travers les fissures du sol et se soustrait à la chaleur et à la forte pression qu'elle subit, le sulfure se dissocie en alcali et en acide sulfhydrique qui se dégage, et dans ce dégagement, peut se décomposer et se déposer à l'état de soufre ou forme du sulfhydrate avec une partie du sulfure. De chaque côté l'alcali s'unirait à de la silice pour former des silicates solubles ou non solubles, ces derniers constituant les dépôts siliceux des chemins d'ascension. Voilà donc l'eau qui dans son trajet souterrain peut avoir subi l'action altérante de l'eau froide qui tient de la silice en solution, arrivant aux griffons, très peu sulfureuse et assez fortement alcalinisée par du silicate de soude et bue dans cet état.

Au contact de l'air, la réaction change, l'acide carbonique de l'air produit des carbonates avec l'alcali libre ou déjà combiné à la silice, tandis que la silice se dépose et constitue les terrains de trapp.

Si l'eau a un long parcours, plus nombreuses sont encore les chances d'altération du principe sulfureux. Si on ajoute le séjour plus ou moins prolongé que les eaux subissent dans leurs réservoirs, on peut obtenir des bains très-peu riches en sulfure.

Action de l'air sur les eaux sulfureuses. — Nous avons déjà trouvé dans les cheminées d'ascension des dépôts de soufre. Nous les retrouvons à l'air libre produisant le phénomène de blanchiement. L'explication du fait est la même. L'oxygène de l'air brûle l'élément le plus combustible de l'acide sulfhydrique et laisse le soufre se précipiter.

On peut poser en principe que la nature et l'intensité des altérations des diverses eaux sulfureuses dépendent :

1o De leur composition chimique ;

2o De la façon dont elles subissent le contact de l'air ;

3o De la durée de leur séjour à ce même contact (1).

(1) La réaction chimique suivante rend compte des transformations qu'établit l'action de l'air dans les eaux sulfureuses :

C'est ainsi que les eaux dans lesquelles la silice est en excès sont plus altérables que d'autres, elles peuvent s'altérer même à l'abri de l'air, nous savons de quelle façon. Ces sources doivent donc être assujetties à des conditions de conservation particulière. Elles doivent remplir exactement le tuyau qu'elles traversent, sinon l'acide sulfhydrique se dégage, se mêle à l'air de la surface, un dépôt de soufre se forme au contact de l'air, la majeure partie d'acide sulfhydrique se dégage et la petite quantité de soufre qui reste, quand elle ne se dépose pas, se présente sous forme de sulfite, d'hyposulfite et de sulfate de soude. C'est ainsi que se forment les eaux sulfureuses dégénérées même dans le sein de la terre.

La manière dont les eaux subissent le contact de l'air a une influence sur la nature des nouvelles combinaisons.

Dans une eau sulfureuse exposée à l'air, ainsi que se présente les piscines de Cauterets, de Barèges, la couleur verdâtre de l'eau est dûe à la formation d'un bisulfure sous l'influence de l'oxygène et acide carbonique de l'air. Le soufre ne se précipite pas, mais déplacé beaucoup plus lentement que dans les eaux renfermant de l'acide silicique, il se porte sur une portion du monosulfure de sodium pour for-

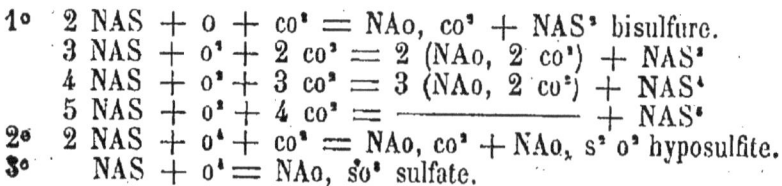

$1°$ $2 NAS + o + co^3 = NAo, co^3 + NAS^3$ bisulfure.
$\quad 3 NAS + o^3 + 2 co^3 = 2 (NAo, 2 co^3) + NAS^3$
$\quad 4 NAS + o^3 + 3 co^3 = 3 (NAo, 2 co^3) + NAS^4$
$\quad 5 NAS + o^3 + 4 co^3 = \overline{\qquad\qquad} + NAS^5$
$2°$ $2 NAS + o^4 + co^3 = NAo, co^3 + NAo, s^3 o^3$ hyposulfite.
$3°$ $\quad NAS + o^4 = NAo, so^3$ sulfate.

mer du bisulfure d'abord, du polysulfure ensuite ;
puis sous l'action prolongée de l'air, celui-ci peut se
transformer à son tour en hyposulfite, sulfite et sulfate.

Si l'air se renouvelle avec difficulté, même phénomène. L'acide sulfhydrique qui reste à la surface
du liquide, est décomposé, le soufre se redissout
dans l'eau, il se forme du polysulfure et plus tard
un hyposulfite. Cet effet se produit quand des eaux
riches en sulfure de sodium, traversent des conduits
d'une longueur considérable où l'air entre par des
fentes étroites.

Une eau circulant dans des tuyaux trop considérables dans lesquels l'air pénètre facilement s'altère
rapidement pour trois causes :

1º Par contact de l'air extérieur ;

2º Par action de l'air dissous dans l'eau ;

3º Par action de l'eau et de la silice sur le sulfure
à une température élevée.

Les réactions sont les mêmes que celles décrites
dans le parcours ascentionnel d'une eau qui gagne
la surface.

Quand l'eau traverse des tuyaux pleins, il n'y a
pas lieu de se préoccuper des altérations, nulles ou
très faibles.

L'agitation de l'eau favorise aussi son altération ;
de même, les osscillations correspondant au changement du niveau de l'eau et les alternatives de contraction et de dilatation du liquide dans la bouteille.
Aussi pour les eaux transportées, s'il est très
important de chercher à obtenir un bouchage her-

métique, il ne l'est pas moins de tenir les bouteilles dans un lieu à température sinon fraîche, du moins constante ou à peu près.

Les eaux sulfureuses qu'on est obligé de chauffer, subissent par la caléfaction des altérations qui se rapportent à l'action de l'air, dégagement d'acide sulfhydrique, dépôt de soufre et formation de sulfites, etc...

Les eaux dites dégénérées à leur source, offrant des composés plus fixes, peuvent être chauffées plus impunément.

Matière organique. — Les eaux sulfureuses charrient et déposent dans leur parcours une matière gélatineuse qui se présente tantôt en dissolution dans l'eau, tantôt en suspension et alors elle est ou organisée ou sans organisation apparente.

C'est une matière azotée qui a reçu le nom de barégine. Séparée par l'évaporation, elle peut se redissoudre en partie et elle précipite par les sels de plomb et d'argent en blanc et blanc rougeâtre.

De même nature que la substance déposée par les eaux sulfureuses, elle n'a avec elle que des différences légères, telle qu'une solubilité plus marquée dans l'eau. C'est très probablement une matière organique prise à la surface du sol et entraînée par les eaux naturelles dans les profondeurs.

Glairine. — Dans les conduits et réservoirs d'eaux, il se dépose souvent une matière blanc grisâtre, d'apparence gélatineuse, translucide ou rendue opaque par des matières étrangères, douce et onctueuse au toucher. Cette substance a reçu le nom de glairine, le contact de l'air paraît être la raison de sa précipitation, car on ne l'observe pas au point d'émergence des sources.

La glairine est de la nature des matières albuminoïdes, et M. Bouis y a signalé la présence d'une trace d'iode.

On ne sait pour quelle cause la glairine est abondante dans certaines eaux, moindre ou nulle en d'autres.

Le passage d'un filet d'eau ferrugineuse colore la glairine en noir et laisse l'eau sulfureuse avec sa coloration normale. C'est que le sulfure de fer reste dissous, grâce au sulfure alcalin, tandis qu'il se précipite sur la matière organique déposée.

Matière organisée. — Dans certaines sources sulfureuses qui ont subi le contact de l'air, à une température inférieure à 50°, la glairine se charge, sous forme de substance filamenteuse, d'une *conferve* à laquelle Fontan a donné le nom de *sulfuraire.*

Ces conferves offrent un grand nombre de variétés: il en est de blanches, de colorées en rouge ou en vert. Au microscope, elles présentent l'aspect de tubes cylindriques, remplis de globules arrondis d'égal volume.

Gaz des eaux sulfureuses. — Toutes les eaux

sulfureuses laissent dégager plus ou moins d'azote à leur griffon. ˙

Par l'ébullition, on recueille également de l'azote et de l'hydrogène sulfuré. On ne retire un mélange d'azote et d'oxygène qu'après avoir désulfuré l'eau par le nitrate d'argent; mais le mélange est plus pauvre en oxygène que l'air ordinaire.

Il y a donc de l'air en dissolution dans les eaux sulfureuses. Comme un grand nombre de sources laissent dégager peu ou pas d'azote et d'oxygène, il est rationnel d'admettre que cet azote provient de la matière organique azotée, décomposée par une température très élevée et par les sels alcalins et terreux. Comme les eaux sulfureuses, à leur émergence, ne renferment que des traces de sulfite, d'hyposulfite ou de sulfate de soude, ce serait pour M. Filhol la matière organique qui formerait ces sels en absorbant une partie limitée d'oxygène. Il baserait cette explication sur ce fait, que l'eau sulfureuse conservée à l'abri de l'air et ayant perdu son sulfure alcalin, redevient sulfureuse au bout de deux à trois mois, l'air contenu entre le liquide et le bouchage ne contient plus alors d'oxygène. La matière organique aurait pris cet oxygène et une partie de l'oxygène des sulfates, pour opérer la réduction de ceux-ci et refaire du sulfure de sodium.

CHAPITRE III

Tempérament ; idée ancienne. Ce qu'il en faut conserver pratiquement. Tempérament sanguin ou pléthorique , bilieux ; etc.,
idée moderne. Mode bilieux, congestif, névropathique. Constitution. Arthritisme. Lympho-scrofule. Transformation, métissage.
— Atonie : atonie générale, partielle, des organes, tissus ou systèmes. Atonie vasculaire, digestive, laryngienne, cardiaque, pulmonaire , du système des. forces. — La médication thermale
éclaire les liens de parenté qu'accusent les déterminations morbides et par là sert l'étude de la connaissance des causes constitutionnelles. — De l'acte congestif et des congestions plus ou
moins locales.

Tempérament. — L'idée ancienne (Galien) sur
le *tempérament* est exclusivement humorale. Elle
est prise à la doctrine Péripatéticienne des *qualités*
ou *éléments* (1) et résulte soit de la conception que
le sang est un mélange ou assemblage d'humeurs
secondaires composées, bile, phlegme, etc., soit un
composé en lui-même de divers éléments solides
dans un fluide plus ou moins séreux.

Du tempérament sanguin, phlegmatique, mélan-
colique, bilieux, etc., nous ne conservons guère que
le tempérament sanguin ou pléthorique, qui correspond évidemment au maintien maximum du globule
sanguin dans le composé et surtout à sa création

(1) Quatre *éléments* ou corps primitifs : l'air, le feu, l'eau, la
terre. Quatre *qualités* : le chaud, le froid, le sec, l'humide.

spontanée, le pléthorique constituant ce qu'en un langage imagé et réel on convient d'appeler un « *foyer à globules* ». Le tempérament bilieux qui, physiologiquement répond à un fonctionnement exagéré du foie, fait place au *mode bilieux* du fait de son influence seconde, plus physiologique que pathogénique dans la *maladie chronique* et dès lors n'établissant pas d'indication.

La congestion qui est un autre *mode* de l'être physiologique et pathologique, ne paraît pas liée exclusivement à la pléthore, mais paraît appartenir plutôt dans sa variété ordinaire à une atonie vasculaire, du fait que les actions toniques la modèrent ou la font disparaître. Elle est toutefois la source des indications premières, soit qu'elle se présente comme réaction générale ou locale d'un même système, soit qu'elle apparaisse comme le résultat d'une richesse globulaire spontanée.

Bien que, point de départ d'une foule d'accidents qu'elle tient sous sa dépendance, la congestion ne participe pas de la puissance de ces causes intérieures, qui se traduisent par des manifestations ou actes, non pas toujours les mêmes, mais des plus variés, causes qui gouvernent la nutrition, comme toutes fonctions de l'individu.

Aussi, tout en la maintenant comme mode morbide, la critique moderne n'a pu l'élever au rang de ces causes constitutionnelles, seules premières entre toutes.

Il est de ces états de l'organisme, seuls physiologiques, qui ne sont pas pathologiques *d'eux-mêmes*, mais qui créent simplement une disposition morbide plus ou moins accusée, marquant d'une même empreinte que les diathèses ou états constitutionnels, quoique à un moindre degré, les accidents ou manifestations pathologiques.

Ces états peuvent recevoir le nom de tempérament, mot que l'ancienne physiologie rapportait à la prédominance fonctionnelle d'un système ou d'un organe et qui deviennent aujourd'hui des modes morbides, tels le mode névropathique, le mode sanguin. Le diabète, la chlorose, l'obésité, etc., rentreraient dans ces modes, c'est-à-dire avec des déviations ou des sens nutritifs différents, n'en seraient pas moins soumis aux causes constitutionnelles.

Exagérez les caractères du tempérament et vous aurez les états constitutionnels, particulièrement héréditaires et pathologiques d'eux-mêmes.

Certains auteurs (Durand-Fardel) établissent une différence dogmatique entre l'état constitutionnel et la diathèse, celle-ci apte à développer, par sa vertu propre, des déterminations pathologiques que l'état constitutionnel n'est point capable d'engendrer par lui-même. Simple querelle de mots qui s'évanouit dans la pratique!

La lympho-scrofule et l'arthritis, beaucoup ajoutent l'herpétisme, sont les causes pathogéniques innées des maladies chroniques auxquelles correspond comme diathèse acquise la syphilis.

Toutes les causes qui ressortissent de l'hygiène générale ou privée sont d'une autre nature dans la conception de la maladie chronique et restent dans le rôle d'occasions morbides.

Les transformations, les combinaisons, les métissages, comme les appelait Pidoux, dérivent de l'union de ces états constitutionnels et de leur prééminence alternative.

Atonie. — L'élément particulier à la lympho-scrofule, et celui auquel aboutit en dernier lieu l'arthritisme, est *l'atonie* ou *asthénie*. Aussi croyons-nous devoir entrer à son sujet dans quelques considérations.

L'atonie constitue une maladie et souvent plus qu'une maladie de lésion. Ce n'est pas qu'elle ne puisse être masquée sous une apparence trompeuse, — système osseux, musculaire, fortement développés, — vie végétative puissante, assimilation exagérée, etc., mais le système, le tissu est affecté vitalement comme force, et par suite atteint aux moindres occasions morbides. L'observation nous présente là-dessus un ensemble de tableaux, toujours moins partiels que généraux, mais où se lit et se touche, pour ainsi dire, l'atonie de tout organe.

Jugez plutôt de cette *atonie vasculaire*. C'est un lymphatique de 35 ans. Jamais apparence plus robuste ne cacha pareille atonie des systèmes.

Les battements du cœur sont violents, l'organe bat fort par toute sa surface. Il a des congestions céphaliques faciles qui se terminent fréquemment par épistaxis. L'épistaxis se renouvelle quelques jours et quand il s'arrête, il est remplacé par une hémop-

tysie modérée. Survient un orage, il s'ensuit de
l'oppression, des phénomènes de compression,
d'étranglement laryngien... Un matin, la lecture ne
peut se faire sans éblouissement, obnubilations. Disons vite, à l'avantage du traitement, qu'après deux
saisons la résistance était acquise soit du côté des
systèmes affaiblis, soit du côté des muqueuses naso
laryngiennes, non moins sensibles.

Le tableau est souvent plus complet. Voici un
exemple d'ensemble :

C'est une jeune femme de 34 ans, au teint frais,
son appétit est suffisant en tant que besoin, mais de
suite satisfait. Après le repas, sensation variée de
poids, de resserrement, gonflement irrégulier, coïn-
cidant avec un sentiment de fatigue générale, de la
congestion céphalique. Aussi le sommeil est-il long,
prolongé, répété. Après la douche, phénomènes modérés d'excitation. La médication tant externe
qu'interne provoque le retour anticipé des époques,
elles sont abondantes, et cette perte soulève des palpitations cardiaques, amène des sensations de pression à la poitrine qui s'atténuent et disparaissent par
la médication.

C'est ainsi que toute atonie d'organe forme un
coin d'un tableau où l'on rencontre, fatigue musculaire avec son siége plus spécial aux membres inférieurs, atonie digestive faite de besoins irréguliers,
d'alternative de constipation et diarrhée, de lourdeur digestive, etc., pendant que des pertes sémina-
les, de la somnolence, un défaut complet de réaction, rendant tout effort impossible et tout travail

pénible, traduisent une *asthénie* encore plus complète.

Cette *asthénie* a certainement sa mesure. Si on la rencontre se jugeant par la fatigue d'un organe après un court exercice, parfois aussi elle a ses moments d'oppression plus marquée.

C'est alors le matin, après le repos, qu'elle pèse tant sur le système de forces que sur un système fonctionnel particulier. Aussi et pour cette cause apparaissent au réveil lourdeurs, nausées, vertiges te vomissements. Sur quelques organes, il faut le dire, on se rend surtout compte de la valeur de cet élément. Si chez certains et puissants emphysémateux en effet, l'oppression peut être nulle ou à peu près, chez un autre la moindre gêne, le moindre embarras de l'arbre laryngo-bronchique l'appellera. De sorte que si, dans un cas, la tonicité des tissus annihile la lésion, dans le second l'atonie des éléments remplace et forme pour ainsi dire la lésion dynamique.

Si l'atonie est l'élément principal, faut-il encore la dégager de quelqu'autre élément qu'elle complique comme l'élément catarrhal. L'un et l'autre se présentent dans cet état laryngien si commun fait d'irritabilité catarrhale, c'est-à-dire de voix couverte ou enrouée, partant, de phénomènes d'embarras, de chaleur et picotements, compliqués d'une légère expectoration grise transparente. L'action stimulante de la médication thermale rend la voix plus claire et plus forte, atténue ou fait disparaître toute sensation d'irritabilité et secondairement l'expectora-

tion. Parallèlement, s'évanouissent sous la même influence des phénomènes de dyspepsie, des palpitations cardiaques. En particulier, car les applications
s'ajoutent et se renouvellent, un malade venant
soigner une laryngite irritative, dormait mal,
agité du reste d'une façon ordinaire. Par la
médication thermale, il retrouve le sommeil et le
calme. Le résultat immédiat de la douche est d'amé-
ner une certaine fatigue qui disparaît après environ
quinze minutes pour faire place à un état de stimulation.

Le traitement externe ou interne peut donc être
l'occasion de manifestations de cette atonie. Un bain,
une douche, provoquent dans ces conditions un
état d'excitation qui se traduit en fatigue plus
accusée, en céphalalgie, insommie, etc. Mais si ces
phénomènes se résolvent d'eux-mêmes, c'est bien
plus sous l'influence de cette même médication continuée. Observez plutôt le fait suivant : une jeune
femme a les réactions congestives. Avant de se soumettre à la médication, elle a des maux de tête,
(sensation de chaleur, de resserrement). Les premières douches, données avec la modération récla-
mée par l'état de la réaction, maintiennent et
accusent d'abord cet état, le font disparaître ultérieurement, sans que rien soit changé dans le mode
d'application.

L'action plus intime de la médication thermale ne
peut être jugée que par un exemple. Voici une lympho-arthritique de 46 ans. Elle marche à peine,
qu'elle est essouflée. Aux premiers efforts de la voix,

celle-ci est couverte. Métrorrhagies mensuelles.
L'appétit est irrégulier, la digestion traversée par
des lourdeurs, des crampes.... La médication thermale est appliquée. Elle provoque des phénomènes
inattendus, phénomènes de rénovation de toux, de
chaleur laryngo-trachéale.

En même temps, état catarrhal sub-aigu de la
muqueuse nasale, des spasmes et chaleurs pharyn-
giennes s'y joignent; excitation cérébrale. A mesure
que la médication agit comme tonique, la toux et
l'oppression s'amoindrissent et tout phénomène
d'irritation s'atténue.

Nous trouvons en bien des endroits ces faits de
rénovation symptomatique et nous enregistrerons
comme règle cette transformation de l'action
excitante en action tonique. Cette donnée pratique
nous amène à considérer comme indication plus la
nature d'un phénomène que son existence ou son
intensité.

On peut donc prévoir dès à présent l'influence de
l'atonie comme élément morbide. Elle peut constituer toute la maladie en ce sens qu'elle éveille tout
symtôme en qui elle imprime sa nature et souvent
une manifestation constitutionnelle à qui elle laisse
de son empreinte.

Hâtons-nous de le dire, l'atonie appartient au
lympho-scrofuleux. Mais l'arthritisme en vieillissant,
où une arthritisme dégénéré peut finir aussi par
l'atonie.

Quoiqu'il en soit, l'union du lymphatisme et de
l'arthritisme étant la règle, des phénomènes d'atonie

se présentent alors au milieu de manifestations arthritiques. Le fait est à connaître et doit demeurer présent à l'esprit, car, si, physiologiquement, le lymphatique est l'atone, l'arthritique est le fort et les manifestations de l'arthritisme, dans leur évolution, si elles sont accompagnées de phénomènes généraux, ont ces phénomènes présents avec des caractères de force, de plénitude, de pléthore, opposés à la lympho-scrofule, jusqu'au moment où l'arthritisme dégénère lui-même.

Ces caractères opposés de la lympho-scrofule et de l'arthritis sont aussi physiologiques que pathologiques, et auront leur place à propos des déterminations morbides sur les tissus et systèmes, auxquels ils impriment une apparence particulière. Il nous suffira d'opposer l'habitus extérieur du lymphatique, fait de pâleur des téguments, d'épaisseur des surfaces, de prééminence de tissu adipeux, etc., à celui de l'arthritique, aux téguments plus colorés, aux tissus plus fermes, plus musculeux, etc.

La médication thermale éclaire les liens de parenté qu'accusent les déterminations morbides. — Rien, du reste, comme la médication thermale, par l'appel secondaire qu'elle fait aux manifestations, pour établir le rapport et la parenté des phénomènes qui permettent de remonter à leur cause.

On a soigné une bronchite lympho-scrofuleuse ; durant le traitement, des phénomènes dyspeptiques apparaissent, des fluxions hémorrhoïdaires, un eczéma sec, se montrent, etc. Allez aux antécédents, vous trouverez un père goutteux ou à migraines.

Mais il y a mieux. Voici un lympho-arthritique, le père était un goutteux gras. Habitué aux catarrhes, il avoue une tendance à l'asthme, et un peu d'eczéma sec. Il présente des phénomènes d'atonie digestive et particulière (pertes sémicales).

Du côté des poumons, il a de la respiration obscure, une certaine irritabilité du côté de la vessie. Sous l'influence de la médication, de l'arthralgie rhumatismale se montre aux poignets, l'appétit se relève, mais une fluxion diarrhéique s'établit.

Quelques sifflements laryngo-bronchiques apparaissent, puis du ténesme vésical, puis des douleurs rhumatismales aux membres inférieurs.

De l'acte congestif, etc. — Il n'est pas d'acte, comme la congestion simple ou hémoptoïque qui puisse réfléter et plus et mieux l'atonie. Sans doute, on arrive rarement à ce point où des congestions céphaliques sont éveillées par un froid aux pieds, un verre d'eau sulfureuse bu d'emblée, où un épistoxie, une hémoptysie même s'établissent à la suite d'une forte réaction. Il n'en est pas moins vrai que c'est chez les lympho-scrofuleux que l'occasion morbide provoque la congestion hémoptoïque, en dehors de tout phénomène de réaction générale. — C'est dans ce cas encore que le bain de pied minéral agit comme congestionnant.

Même, dans ces conditions, mieux vaut — pour le pronostic et pour le traitement — envisager la nature de l'hémoptysie que l'hémoptysie elle-même.

Ainsi un jeune homme de 28 ans, très lympathique, avait eu, depuis cinq ans, onze hémoptysies. Venu à Cauterets, à la suite d'une pleurésie, il put supporter sans excitation la médication entière, boisson à dose relativement élevée, bains, douches à toute température.

Il n'en est pas moins évident que la médication adressée dans ces conditions doit être très réservée.

Mais, si le caractère de passivité de ces mouvements fluxionnaires s'accuse dans certaines occasions de fatigue, d'excitation, et peut alors apparaître au début de tout mouvement aigu, le pronostic local s'atténue considérablement de la nature de l'acte.

C'est encore la nature parfois double de l'acte qu'il faut considérer. L'arthritisme est sans aucun doute une raison de fluxion hémorrhoïdaire. Considérez un lympho-arthritique qui subit un de ces mouvements fluxionnaires et vous observerez que, si l'arthritisme le provoque, le lymphatisme l'exagère comme hémorrhagie.

En définitive, cette atonie vasculaire est telle chez certains lymphatiques, qu'ils ne peuvent réagir sans s'exposer ou subir pour le moins des épistaxis, qu'ils ne peuvent contracter le moindre mode aigu ou subaigu, commencer par exemple une bronchite, sans être exposé à une hémoptysie.

D'autres manifestations, des céphalalgies ont aussi tellement le caractère d'atonie que la douche ou qu'un moyen balnéatoire congestif de lui-même les fait disparaître. De même, de certaines migraines.

CHAPITRE IV.

Laryngite. — Les actes morbides qui relèvent de
la maladie chronique ont avec ceux qui relèvent de
la maladie aiguë des rapports moins différentiels
comme nature que comme actes morbides en eux-
mêmes. Et en ce sens les formes sous lesquelles ils
se montrent, ont une marche et une évolution particulière. Quelles que soient les formes, il importe de

savoir que, considérée comme manifestation de maladie chronique, la laryngite est rarement une maladie isolée. Elle s'unit dans de mêmes conditions d'origine lente et spontanée, auxquelles l'occasion se mêle accidentellement, à des manifestations autres sur un organe ou un système, manifestations avec lesquelles le rapport ne semble pas évident, mais qui, à une observation plus intime, apparaît dans sa réalité.

Laryngite lympho-arthritique. Un exemple nous fera saisir et cette filiation originelle et ce rapport : Voici un homme jeune de 35 ans présentant les attributs physiologiques du lympho-arthritisme (teint mat, varices capillaires de la face, etc.). Sa grand'mère paternelle fut enlevée par une maladie de cœur, son père est un dyspeptique, forme gastralgique, sa mère est de chétive apparence.

Il se présente dans les conditions organiques suivantes :

Au larynx, par temps, des picotements, des sensations de chaleur, de brûlure ; quelque expuition muqueuse pharyngo-laryngiennne , de l'enrouement de la voix après un exercice fonctionnel très-modéré.

Certains irritants locaux, comme l'eau-de-vie, le tabac et bientôt l'eau sulfureuse, provoquent un nouvel élément, le spasme qui, de borné qu'il est au larynx et survenant la nuit, se généralise et affecte plus ou moins de sphincters et de canaux, le canal de l'uréthre par exemple est le siège de chaleurs et chatouillements et la miction est devenue moins facile.

Sur le prœpuce, des poussées irrégulières d'herpés. — De légères fluxions hémorrhoïdaires.

Du côté des fonctions digestives, un appétit irrégulier, des pesanteurs, des crampes lors des digestions.

Mais voici que la muqueuse nasale est aussi affectée. Sèche des deux côtés, elle présente à droite sur le bord inférieur de la cloison cartilagineuse une ulcération rouge violacée recouverte d'une croûte grise brunâtre; quelques filets sanguinolente sur la sécrétion normale avaient seuls témoigné de sa présence.

Examinons l'effet du traitement sur ce terrain organique.

La médication est interne et externe, cette dernière administrée sous forme de douches légères à transition. Elle produit des phénomènes de stimulation cérébrale et digestive. Sur la peau, poussée acnéique, siège de démangeaisons assez vives. Moins d'expectoration. Excitation musculaire. — Le temps frais aidant, l'action diurétique se fait vive et la miction est fréquente, avec tènesme. — Des phénomènes d'irritation laryngienne s'accusent, etc...

Cet exemple est en lui-même une reproduction de la complexité des manifestations, qui se présentent à l'observation, de la diversité de nature de phénomènes, des éléments nombreux qui les traduisent, de ceux nouveaux qui s'ajoutent, de l'action plus ou moins locale et élective de la médication thermale et du mode qu'elle revêt, etc.

La première forme que peut affecter la laryngite est la forme irritative. L'irritation laryngienne se traduit par de la sécheresse, de la chaleur locale, à laquelle s'ajoute l'enrouement de la voix. Ces phénomènes peuvent-ils avoir un sens particulier ? Tout aussi bien ils peuvent représenter l'atonie de l'organe soit que celle-ci se présente seule ou unie à l'irritabilité locale.

L'atonie, en effet, domine bien souvent la laryngite irritative.

Vous observerez alors une puissante influence héréditaire comme cause constitutionnelle. Localement, la symptomatologie subjective s'exagère, sans qu'anatomiquement, on puisse trouver d'autre lésion, quand la lésion existe, qu'un erythème modéré par exemple du vestibule laryngien. Et dominant ou marchant de pair avec cet état local, de l'atonie des forces, de l'atonie digestive, circulatoire, toute condition vitale défavorable à la guérison. Certainement, cet état général, créant un défaut de résistance, peut livrer l'organisme à l'action excitante et sans mesure de la médication thermale, mais parfois aussi dans ces mêmes conditions, l'organisme reste muet, presque indifférent sous la médication. Il y a aussi place pour une réaction modérée, et pendant que l'action topique, irritative de la médication exagère les phénomènes locaux ou en crée de nouveaux, elle soulève par en haut une réaction congestive qui, de localisée, peut aussi se généraliser.

La guérison se partage entre cette transformation à l'état sub-aigu que fait ou facilite une sensibilité particulière de l'organisme et la disparition simple, spontanée de tout phénomène l'un après l'autre, à plus ou moins de distance, sans autre action qu'un réveil calme et successif de toutes ou la plupart des fonctions.

Cette dernière action tonique générale est parfois la seule et suffit à la curation, en dehors de l'action directe locale, que cette action générale soit tonique d'emblée ou le fait secondaire d'une excitation plus ou moins atténuée. Elle assure bien dans ce cas le caractère d'atonie de tous les symptômes et elle fait que la maladie locale, laryngo-bronchite, irritation laryngienne, catarrhe laryngien, etc., quelque dominante qu'elle soit, peut disparaître devant des manifestations et des évolutions secondes, nées sous le coup de la médication. Voici en effet des phénomènes laryngiens, picotements, chaleurs, chûtes ou extinctions intermittentes de la voix, chez un lympho-arthritique modéré. La médication thermale est appliquée. Son action est rapide. L'appétit va augmenter, mais des digestions difficiles qui n'existaient pas, vont surgir, suivies de fluxions intestinales, des palpitations cardiaques s'accentuent. Après quelques atermoiements, le bon effet des douches s'accuse et toutes les fonctions se raniment. Les phénomènes laryngiens qui ne captivaient plus l'attention première, avaient spontanément disparu.

L'irritation laryngienne produite par l'eau sulfureuse prend de suite un caractère. Si les sensations morbides se surajoutent en quantité ou sur une plus grande surface, elles disparaissent aussi rapidement. On croit assister à une évolution simple : mais la manifestation d'un état général voisin peut réapparaître, du sable urique se montre. Le fait en lui-même paraît indifférent, mais il ne faut pas s'y tromper, la cause qu'il manifeste, tonique par essence (l'arthritisme est la diathèse des forts) n'est pas sans retentir favorablement sur la curation.

Peu de distance entre l'irritation laryngienne et le catarrhe laryngien, plus souvent unis entr'eux qu'isolés. Voici en effet ce que dévoile la médication thermale : des symptômes laryngiens, gène, irrégularité de la voix, etc., se présentent avec des phénomènes dyspeptiques. Les uns et les autres disparaissent, mais la disparition seule des derniers persiste. En effet, les phénomènes laryngiens disparus d'abord, réapparaissent de nouveau, s'ajoutent, (toux, chaleurs, picotements, etc.) et avec ceux-ci surviennent quelques crachats verdâtres qui aussi peu à peu disparaissent. Il s'est produit là ce qui se produit ailleurs, un réveil par l'eau thermale d'un catarrhe qui avait évolué en ses périodes, et paraissait terminé.

Laryngite lympho-scrofuleuse. Nous connaissons déjà le physiologisme du lymphatisme et sa dominante. Tout près est la tare morbide qui est soit une tache hératique, soit une cicatrice ganglionnaire.

Ajoutez à ces conditions vitales une influence professionnelle de milieu etc., et vous aurez les conditions multiples dans laquelle se présente la laryngite lympho-scrofuleuse.

La symptomatologie n'a rien de particulier : une gène locale qui se produit par ce hem ! caractéristique tout aussi bien de l'angine glanduleuse, des sensations de sécheresse, de chaleur, de brûlure; suivant l'accentuation des phénomènes, un timbre de voix enroué, inégal sous l'action de l'exercice, d'autant plus bas que la fatigue de l'organe est accrue. Vous prononcez le nom de laryngite irritative ! Attendez l'action de l'eau sulfureuse ! Il s'ajoutera bientôt quelques crachats perlés, gris, jaunes ou verdâtres : vous pourrez prononcer le nom de laryngite catarrhale !

Quelques jours de médication interne, de médication externe révulsive et dérivative, suffisent parfois pour faire disparaître ces phénomènes.

Suivez ce même lympho-arthritique.—Un an après, ce seront d'autres manifestations, de l'eczéma impétigineux d'un côté, des accidents diabétiques d'un autre.

Il est, chez le lymphatique modéré, un état qui paraît relever uniquement de l'atonie (parésie, asthénie) de l'organe laryngien. Physiologiquement la corde vocale possède un registre, une échelle qui est la mesure habituelle de sa fonction. Que cette échelle ait été forcée ou que simplement il y ait eu un fonctionnement exagéré de l'organe, il n'en reste pas moins vrai que la fonction tombe en ce sens que d'abord apparaît le sentiment de fatigue de l'organe que suit de près son impuissance plus ou moins relative. La voix ne sort plus d'un certain diapason, ce qui est dire, que si la voix parlée est normale, la voix chantée n'est plus possible ou ne franchit pas une certaine note. Peu ou pas de sensation subjective du reste, pas de modification objective à l'œil, pas la moindre sécrétion, uniquement de la fatigue facile de l'organe (asthénie).

Cet état est éminemment passible de la médication sulfureuse, c'est-à-dire de la stimulation qu'elle comporte et de l'action tonique à laquelle elle aboutit. Sous son influence, le registre de la voix est peu à peu récupéré, mais dans des conditions particulières ; les notes pour sortir justes et avec le timbre normal nécessitent une certaine tension de la corde vocale. En dehors donc d'un certain effort produit et dont le chanteur a parfaitement conscience la note ne peut être tenue, c'est-à-dire que toute modification se rapportant aux termes musicaux, « dolce, dolcissimo » quand la note s'élève, n'est pas encore possible, et que le « forte, » des mêmes notes s'accomplit sans peine, jusqu'à ce que l'état normal complètement reconquis rende également facile le « *dolce* » et le « *forte* ».

Laryngite arthritique. Comme tous les organes et tissus, le larynx conçoit l'arthritisme dans le mode chronique. De même qu'au pharynx, quoique plus rarement peut-être, les sensations de chaleur, de cuisson, de spasme, de douleur constrictive, etc., peuvent se montrer spontanément avec des intermittences et comme crise sur un état d'irritation physiologique ou un éta d'irritation et de catarrhe acquis. Dans le cours de la médication et avec ses caractères de spontanéité c'est-à-dire de crise, survient, tout comme dans le catarrhe de *foin*, un mouvement de catarrhe pituiteux qui termine l'accès douloureux.

De même du spasme ! Il y a à son sujet plus ou moins de prédisposition, car il est des personnes chez lesquelles toute fatigue de l'organe le développe. Mais il survient aussi spontanément, à certains moments, la nuit principalement, avec des caractères d'intensité qui le font dans le mode chronique l'analogue de l'accès de laryngite striduleuse, dans le mode aigu. Les sensations ordinaires subjectives de laryngite l'accompagnent, un léger état catarrhal peut coexister, tous phénomènes que défait la médication, le spasme au contraire s'atténue plus qu'il ne disparaît et sa disparition est plus le fait du temps qui prépare d'autres manifestations, que de la médication modificatrice elle-même.

Chez certains arthritiques, la manifestation laryngienne paraît d'autant plus superficielle qu'une manifestation plus fixe occupe un autre point. Voici une irritation laryngo-trachéale avec phénomènes de pression jusqu'au niveau du thorax, expectoration grise, transparente en grumeaux condensés, etc. En même temps, rhumatisme sterno-mastroïdien fixe, rhumatisme plus léger des muscles du cou en arrière, cutalgie du cuir chevelu. La médication externe renouvelle çà et là le rhumatisme et les sensations laryngiennes semblent disparaître d'autant plus facilement.

Laryngite granuleuse. En sus de la pharyngo-laryngite catarrhale simple, il a été admis une pharyngo-laryngite granuleuse, atteignant sinon exclusivement du moins essentiellement les glandes de la muqueuse.

Dans le larynx ce seraient les glandes de la muqueuse arytémoïdienne, qui seraient le plus ordinairement affectées. L'hypertrophie glandulaire, ne permettant plus aux aryténoides de se rapprocher aussi intimément que l'exigent les besoins de la phonation, donne naissance à tous les degrés des troubles vocaux que produit l'extension de la maladie locale. En effet, érythème, rugosités, tubérosités, c'est-à-dire épaississement et hypertrophie des cordes vocales peuvent apparaître, de même que sur le vestibule laryngien, des replis aryténo-épiglottiques et de l'épiglotte. L'orifice des glandules hypertrophiées s'éroderait dans toute laryngite diathésique comme la laryngite tuberculeuse.

De par la connexité de structure et surtout de vascularisation qui unit le pharynx et le larynx, il est admis qu'il n'est point de pharyngite granuleuse isolée qui ne présente des troubles fonctionnels de l'organe de la voix, et de fait on comprend que la cavité pharyngo-buccale où résonne la voix, étant modifiée quant à la lubréfaction et l'aspect plus ou moins lisse qu'elle présentait à l'état normal, la voix se trouve modifiée : il y a perte de la voix sombrée, puis les altérations évoluant, perte des notes élevées, des notes de médium et enfin perte complète de tout le registre quand les cordes vocales participent elles-

4

mêmes aux lésions. Après la voix chantée, c'est la
voix parlée qui s'affecte, devient enrouée, rauque,
etc... De pareils états anatomiques sont considérés
comme passibles d'une médication artificielle par les
caustiques et le thermo et galvano-cautère en particulier. La médication sulfureuse n'aurait à agir que
dans les modifications catarrhales, érythémateuses,
etc, et au début et son action préventive deviendrait
certes suffisante.

Mais il n'est pas un symptôme qui se rattache au
type de lésions que nous venons de retracer, que ne
puisse reproduire la parésie des cordes vocales, unie
ou non à un certain état irritatoire et catarrhal de la
région, avec complication ou non de pharyngite granuleuse.

Phénomènes irritatifs et catarrhaux : s'ils sont ré-
cidivants, sont en général transitoires surtout quand
l'atonie les domine. Leur disparition exige un ensemble de conditions hygiéniques empruntées soit à
l'exercice de l'organe, à la profession par conséquent, soit aux milieux.... Si la guérison et son maintien sont compatibles avec un exercice modéré de
la parole, etc., on comprend combien tout effort qui
dépasse la mesure individuelle de l'organe et toute
condition physique peuvent et doivent maintenir l'état
chronique. Tel chanteur en est ainsi arrivé à perdre
la tension des cordes vocales et à ne pouvoir la
récupérer, tel militaire à ne pouvoir dépasser telle
note de commandement, tel directeur d'usine à sentir l'enrouement de la voix dans un milieu à pous-

sière végétale, par une certaine température. La
raison de la chronicité est aussi toute constitutionnelle ; une ascendance lymphatique double, une phthisie dans l'un des ascendants crée une modification, ou
du moins une disposition qui, s'étendant sur la muqueuse de tout l'arbre aérien, fait non seulement la
laryngite irritative, catarrhale, mais aussi sympathique, toute laryngite compatible avec des guéri-
sons d'un *temps* ou d'un *moment*, mais aussi des
demi-guérisons et des « statu quo ». Et de fait, la
laryngite est alors en rapport avec un catarrhe chronique des bronches, des mouvements de congestion
pulmomaire. C'était le cas d'une jeune fille qui, arrivée à Cauterets avec de la congestion des deux sommets du poumon, partit après un mois dans un
excellent état local, laryngien.

D'autrefois la cause a créé des modifications plus
profondes des tissus dans le sens inflammatoire. Ce
sont des causes ordinaires, secondes, répétées, ou
agissant d'une façon continue, des causes particulières, l'alcoolisme, l'évolution tuberculeuse, la lympho-
scrofule du poumon, la syphilis. Les lésions inflammatoires changent pas ou peu, l'épiglotte est rouge,
vascularisé, épaissi, les replis aryténo-épiglottiques
rouges, congestionnés, gonflés, les cordes vocales
ont perdu leur poli, s'épaississent, etc., et arrivent
à l'ulcération d'abord simple, spécifique ensuite.

L'expectoration d'abord fait défaut, puis passe aux
crachats transparents et visqueux, légèrement jaunes,
toujours en petite quantité. Dans ces conditions se
présente toute laryngite vraiment chronique par sa

persistance et qui par son retentissement sur l'état général peut se terminer en dehors de toute lésion spécifique par la phthisie laryngée, (qui n'est pas prise ici dans le sens de tuberculose laryngée) qu'il y ait ou non complication spécifique du côté des poumons ou complication de catarrhe lympho-scrofuleux des bronches.

Avec l'atonie générale ou locale qui s'ajoute alors comme élément on peut également observer un de ces modes congestifs qui a toujours prééxisté et qui plus spécialement s'accuse dans ces moments.

Même avec ces éléments, la laryngite inflammatoire et spécifique est susceptible de gagner fonctionnellement quelque chose par une médication thermale appropriée.

Quelque réserve que l'on puisse et doive apporter sur la laryngite hémorrhagique pour sa rareté, elle n'en existe pas moins, l'une dans une de ces formes plus accidentelle, méritant moins le nom de laryngite hémorrhagique que d'hémorrhagie laryngienne, résultat de fatigue extrême de l'organe, de veilles forcées, etc., sur un tempérament lympho-scrofuleux.

L'autre, avec des phénomènes ne différant pas de ceux de la laryngite irritative et catarrhale — gêne, embarras, enrouement, toux — donne lieu par moments à une expuition sanglante muco-sanguinolente. Pénétrer les conditions de cette laryngite n'est pas toujours aisé. Dans un cas observé par nous, elle coincidait chez une dame de 48 ans, avec des palpitations cardiaques continues, témoignant de dilatation cardiaque héréditaire dans la famille.

En outre des avantages de l'action tonique qu'on recherche et qu'on trouve à l'aide d'une médication plus externe qu'interne, appropriée, il est des éléments plus particuliers comme la toux, qui peuvent être spécialement combattus grâce à l'action de la médication externe sur la sensibilité réflexe d'une surface comme la peau.

Les conditions locales irritatives et catarrhales qui font la laryngite s'étendent encore aux parties ou la voix se complète, pharynx, fosses nasales, parois buccales.

Elles atteignent même la trachée et jusqu'aux bronches. Pas de différence dans les phénomènes subjectifs. Les portions des muqueuses qu'on peut observer présentent, en général, un léger érythème tout comme quelques granulations glandulaires.

Corrélativement, les mêmes sensations de chaleurs pectorales, de constriction survenant ou augmentant après des changements atmosphériques, occupent l'estomac, des douleurs rénales, dorsales vont et viennent avec plus ou moins de fixité, des poussées d'urticaire, des prurits plus ou moins localisés s'ajoutent, l'excrétion d'acide urique, enfin, et quelques eczémas partiels, achèvent un tableau, qui, en petit, se trouve la règle et où toutes les manifestations se touchent, s'éclairent dans leur nature commune arthritique.

Si donc la médication thermale locale s'applique, quoique avec certaine réserve, aux modifications inflammatoires chroniques du larynx, même quand elles s'approchent de la nature spécifique, elles

s'appliquent moins ou point à ces lésions spécifiques
(tuberculose miliaire pharyngée, laryngée) et à leur
inflammation périphérique. La stimulation générale
seule peut être recherchée par des modes appropriés.

De même pour les lésions syphilitiques chez des
pléthoriques, qui empruntent plus localement au
traitement spécifique et aux conditions antiphlogis-
tiques et de *statu quo*, qu'aux conditions irritatives
et excitantes de la médication.

Dans des conditions opposées, que ce soit par
arthritisme ou par lympho-scrofule, il est un moment
où la laryngite ne relève plus que de la médication
thermale et en cela elle en indique bien la valeur.
Ainsi, une dame de 45 ans ne pouvait, depuis trois
ans, tolérer de nourriture, à peine toutes les deux à
trois heures, deux cuillerées de bouillon étaient-elles
permises. L'usage de l'eau de Mauhourat, prise avec
certaine précaution, mit fin à cet état de souffrance.
Quelques mois après survient une aphonie complète.
La médication sulfureuse reprise rétablit la voix.
Pendant six années consécutives, les mêmes accidents se sont représentés à la même époque et pendant six années la malade est venue retrouver sa
voix de la même façon.

Ce cas, à l'intensité près, qui appartient à un de
nos confrères, ne rentre-t-il pas dans ceux dits
d'origine nerveuse et tributaires de fortes stimulations,
à commencer par la stimulation électrique ?

Pharyngite. — Par nature, l'état catarrhal est
extensible et se généralise soit parce que les surfaces

intérieures reçoivent les impressions des causes morbides, génériques ou occasionnelles par voie de répercussion, soit à cause des rapports de continuité ou de contiguïté entre des muqueuses juxtaposées. Aussi avons-nous ou étudié, ou mentionné en passant la prise de possession simultanée ou successive de ces muqueuses nasale, pharyngienne, laryngienne, trachéale et bronchique sous l'action générique des états constitutionnels, aidés de toutes les occasions morbides. Le pharynx a lui aussi ses manifestations, manifestations non pas de surface seulement, mais de profondeur, c'est-à-dire pouvant avoir pour siège tous les éléments qui le comprennent, comme empiéter sur les parties voisines (rhumatisme musculaire fixe, rhumatisme douloureux à siège indéterminé, adénite, etc.)

Ici, comme partout ailleurs, à l'état constitutionnel correspond une modification anatomique et physiologique particulière.

Observons la muqueuse pharyngienne. Chez l'arthritique, elle est mince, transparente, la circulation veineuse semble parfois l'emporter sur la circulation artérielle et des paquets variqueux se rencontrent en certains points prochains où l'œil peut les saisir, tels la base de l'épiglotte dans ses repris glosso-épiglottiques.

Chez le lympho-scrofuleux, l'opposition est manifeste : muqueuse épaisse, homogène, soit mamelonnée, gaufrée, soit à stries longitudinales, etc. Sur un lympho-arthritique exagéré dans les deux sens, nous avons pu observer une division double de la muqueuse répondant à ces deux états, la moitié supérieure de la muqueuse pharyngienne visible était épaisse, la moitié inférieure était mincé et transparente.

Angine lympho-scrofuleuse. Le lymphatisme a ses manifestations chroniques sur la muqueuse du pharynx et de la bouche. Il imprime le caractère d'évolution lente à ses manifestations.

Une forme rare auquel il donne lieu est la forme d'emblée ulcéreuse ou du moins jugée telle, car indolente et sans réaction inflammatoire, c'est à l'état d'ulcération qu'on est appelé à la soigner.

Cette ulcération se montre de préférence dans les parties profondes des joues, au niveau de la branche montante du maxillaire, sur le point de séparation des piliers antérieurs et de la fosse amygdalienne, sur la paroi postérieure du pharynx, sur la langue. Elle affecte la forme ronde sur tous les points où cette forme n'est pas gênée par la disposition des parties et est alors de la largeur d'une pièce de 0,20 centimes. Ailleurs, elle est allongée dans le sens des mouvements de la partie, au point d'union de portions à direction différente. Comme épaisseur, elle est bornée à la muqueuse ou partie de la muqueuse. Sur la langue, l'ulcération, ordinairement ronde ou ovale, peut acquérir la forme oblongue, en virgule et le fond a cette couleur blanc lardacé qui rappellerait, à l'intensité près, celle de la syphilis érosive, sur le pharynx au contraire le même fond a la couleur vive de la muqueuse simple qui n'a pas suppuré.

L'ulcération est donc en tous points superficielle sans réaction périphérique. Ce n'est pas cependant que dans les conditions de lympho-scrofule elle ne puisse être profonde et enflammée, mais une dent cariée est là qui agit comme une épine et excite l'ulcération qui suppure et s'approfondit.

Ces ulcérations se comptent à l'inverse des ulcérations ou érosions syphilitiques, une à deux sur la langue, dans la fosse amygdalienne, deux à trois, quatre sur la paroi postérieure du pharynx.

On rencontre des sujets soignés depuis trois ou quatre ans pour des plaques muqueuses, qui ont cette pharyngo-stomatite ulcéreuse.

La stomatite aphtheuse est surtout une manifestation arthritique qui coïncide exceptionnellement avec la stomatite ulcéreuse ; quelques ulcérations aphtheuses pourraient se montrer corrélativement.

Coïncidemment aussi et cependant lié à la lympho-scrofule est un état mou, fougueux, hémorrhagique, dit scorbutique des gencives.

La cautérisation artificielle a plus de succès sur l'ulcération linguale que pharyngienne, probablement à cause de la vitalité plus grande des tissus dans un cas que dans l'autre.

Le traitement thermal soit général, soit topique, n'a qu'une action lente sur la manifestation.

Dans certaines conditions que nous avons rencontrées, de fatigue générale, d'usage exagéré de préparations mercurielles, chez un individu porteur d'un sarcocèle syphilitique, la lympho-scrofule se traduisit par un érythème passif, à couleur brun livide qui accompagna la production d'une ulcération au niveau de la fosse amygdalienne, ulcération étroite et restée telle, qui, en outre de l'état local environnant, sans phénomènes d'acuité, s'accompagna d'un état général de dépression organique, pouls lent, torpeur des fonctions digestives, insomnie, etc.

Cet érythème local, de couleur sombre, rappelait tout-à-fait l'angine des fumeurs qui ne prête ni à une étude, ni à une thérapeuthiqne spéciale.

Plus rare et moins tributaire en apparence des eaux sulfureuses est l'angine scrofuleuse inflammatoire, telle que nous la présente M. X. âgé de 36 ans.

Il a le teint pâle, jaune, et parle d'un ton nasillard. Quand on lui fait ouvrir la bouche, on aperçoit le voile du palais gonflé, œdemateux, d'une couleur livide, le gonflement plus marqué à droite a rejeté la luette du côté opposé. Le fond du pharynx est tapissé en quelques points d'une sécrétion muco-purulente. Médication générale et locale est suivie plusieurs jours sans modification des parties. Le douzième jour, le bord postérieur du voile du palais à droite dans une zône de deux à trois millimètres, acquiert une teinte grisâtre, et en se mortifiant forme une échancrure marginale. La mortification ne va pas plus loin et après vingt jours le malade part à peu près dans le même état, le voile du palais peut-être moins gonflé et moins violet, ayant plus de facilité à avaler les aliments liquides.

Peut-on dire que la médication ait été indifféren-
te ? Le sphacèle du bord marginal de la luette a été
précipité, mais la masse menacée n'a point subi de
mortification !

Comme angine localisée de même nature, se présente encore l'amygdalite, d'un rouge modéré, à aspect simple ou lacunaire et en général à hypertrophie
considérable, influençant la respiration, les fonctions
auriculaires, etc. Une action topique lui est particulièrement utile, nous voulons parler de la douche
locale percutante, à pression. D'un jeu difficile principalement chez les enfants vifs, elle exige une grande force d'attention, une direction intelligente du
jet fin et fort qui la constitue. Nous avons vu de
petites hémorrhagies du voile du palais en être la
suite quand le jet est mal dirigé. Comme action elle
produit de petites plaies qu'à leur petite dimension
près on prendrait pour des plaques érosives syphilitiques et qui sont parfois le départ d'une résorption
partielle de l'hypertrophie.

Quant à ces formes particulières et profondes (lupus) que prend la lympho-scrofule dans ces mêmes
portions, elles échappent en partie à nos sources,
plus tributaires qu'elles sont et paraissent des eaux
chlorurées sulfureuses.

En dehors de la forme ulcéreuse d'emblée, la lympho-scrofule a une façon plus simple de se traduire.
Souvent c'est une manifestation catarrhale passant
inaperçue soit à cause de l'indolence des phénomènes subjectifs, du manque des phénomènes objectifs,
la sécrétion manquant le plus souvent, balayée

qu'elle est par le frottement des parties, le bol alimentaire, etc., soit aussi parce qu'elle est bornée à la partie supérieure du pharynx, en rapport avec une rhinite postérieure des fosses nasales de même nature. C'est dire que si la sécrétion muco-purulente est entrevue à certains moments sur le pharynx, parfois elle est rendue à l'état concret, sous forme de croûtes à godet qui ont leur siège sur la partie supérieure du pharynx au-dessus du voile du palais comme sur la face supérieure de ce dernier.

Angine arthritique. L'arthritisme à son tour affecte le pharynx non dans une mais plusieurs de ses parties, par des troubles plutôt fonctionnels que par des lésions anatomiques. Observez plutôt ces sensibilités subjectives de la région assez obscures au palper, empiétant sur les régions des massétesi, postérieure du cou, ces sensations de fatigue devenant bientôt sensations de tension, parfois de douleur brûlante, comprimante, toujours intensive.

Ces phénomènes se portent aussi en petit sur le pharynx où ils se traduisent en sentiment de fatigue, gène de la parole en même temps que de la déglutition, sensation de chaleur et lourdeur, souvent phénomènes de spasme.

Intermittentes des deux côtés, ces douleurs prennent surtout au pharynx la forme d'accès, ces accès sont eux-mêmes sous l'influence des moindres causes occasionnelles, perturbations atmosphériques, influence d'irritants comme l'alcool, etc.

C'est dans ces moments qu'un flot pituiteux ou salivaire remplit inopinément la bouche.

Le phénomène, on le voit, est tour à tour nerveux, spasmodique catarrhal. C'est bien là l'action diathésique influençant tour à tour tous les éléments et se traduisant en tous les modes morbides.

A ce degré, la manifestation constitue un mal primitif, relevant de la médication sulfureuse plus dans ses éléments pris séparément qu'en masse. Parfois secondaire, dans le cours d'une médication, alors que le rhumatisme se présente et évolue en arthralgie, douleurs musculaires, la manifestation se borne à quelque élément particulier, sensation irritative, spasme, etc.

Le spasme n'est pas toujours un élément complet; il est précédé de ces sensations constrictives qui souvent demeurent et sont toute la manifestation, descendent même au rang de simple douleur ou de simple gêne musculaire et s'accusent en certains moments dans la déglutition d'un bol alimentaire modérément gros ; continu du reste, avec des exacerbations qu'atténuent certains modes hydrothérapiques.

En dehors ou avec ce spasme atténué, se présentent des crises pareilles à celle-ci : sur le bord de la mer, dans des conditions climatériques par conséquent particulières, surviendront soudain et de temps à autre des crises de gastralgie et d'entéralgie, compliquées de vomissements.

Quoique tout, dans ces conditions, se réduise au trouble fonctionnel, il n'en est pas moins vrai que parfois le pharynx est érythémateux et qu'à cet érythème sont liées les sensations irritatives que nous connaissons.

La douleur avec ces mêmes caractères d'intensité spontanée ou provoquée par le moindre irritant peut avoir un siège plus fixe, s'accompagnant à l'extérieur de phénomènes d'empâtement. L'état catarrhal que l'eau sulfureuse dévoile et accuse, n'est plus que l'accident secondaire d'une affection organique de la base de la langue (syphilis tertiaire).

L'angine arthritique, à part les troubles fonctionnels mentionnés à qui la lésion peut manquer, quand celle-ci se présente, est ordinairement érythémateuse chez un malade.

Chez un malade de 47 ans, porteur d'une foule de manifestations arthritiques (dyspepsie, gravelle urique, prurits, etc.), nous avons observé avec l'érythème du gland de l'érythème de la muqueuse des joues, des gencives, c'étaient des points, des surfaces d'un rouge uniforme, sans gonflement de la muqueuse et où le malade accusait une sensation de chaleur; par places quelques aphthes se montraient.

Cet érythème se présente avec les mêmes caractères morphologiques sur le pharynx. Sur une dame de 52 ans, l'érythème guttural coïncidait avec un érythème du col utérin (museau de tanche) et des accidents arthritiques (prurit génital, dyspepsie).

Dans des circonstances identiques, nous avons observé, des plaques érythémateuses du gland avec de l'eczéma sec des mains et de l'eczéma lingual.

L'idée de rechercher dans la gorge les analogies des dermatoses, provient autant de l'étude des coïncidences de certaines affections de la peau et des muqueuses que de l'observation de quelques formes, communes à elles deux.

Les coïncidences qui pour beaucoup devenaient des alternances, en traduisaient au moins, sinon seulement la parenté. Les similitudes de forme pour l'herpés, le psoriasis, l'eczéma, etc., sont évidentes.

Il est une lésion de la langue qui a une grande analogie avec l'eczéma sec des arthritiques. Si elle se présente spontanément, souvent aussi, elle est provoquée par l'usage du tabac. Dans ces conditions, la langue offre des plaques desquamées, de forme assez ovalaire, irrégulières comme volume. Les houppes épithéliales, un peu plus longues, offrent un acpect gazonné et des sillons entrecroisés labourent l'organe.

Nous avons observé comme complication, des plaques érosives syphilitiques, avec cette particularité que eczéma lingual et plaques syphilitiques germaient pour ainsi dire sous l'influence irritante du tabac. Avec cela, coïncidence de quelques placards d'eczéma sec aux mains et constitution arthritique nettement indiquée.

Supposez un gazonnement épithélial beaucoup plus accusé, recouvert d'un enduit plus ou moins limoneux, avec des sillons plus profonds et plus larges, et vous aurez les variétés sous lesquelles se traduiront l'arthritisme et le lympho-arthritisme.

Tout près de cet état et se confondant avec lui est une apparence analogue de la langue quant à l'aspect villeux et légèrement fendillé, mais pas toujours avec desquamation. Jusqu'ici, le nom de pityriasis de la langue lui est réservé.

Et de fait, dans bien nombre de cas, coïncident le *pityriasis capitis et vulvaire*.

Sur un second plan et à titre de curiosité scientifique — nous disons curiosité scientifique, car c'est une lésion indolente pour laquelle on ne vient pas aux eaux et qu'on ne traite qu'accidentellement — est le psoriasis à forme plate avec stries foncées et induration scléreuse sous-jacente qu'on rencontre de temps à autre.

Angine granuleuse. La pharyngite de l'arthritique peut être aussi la pharyngite granuleuse : sur un fond marqué d'arborisations artérielles, on aperçoit des granulations rouges exclusivement ou rouges grisâtres en partie.

Il y aurait aussi suivant les auteurs une autre forme d'angine glanduleuse pharyngée, caractérisée non pas par l'engorgement des glandes en grappes, mais par un aspect chagriné de toute la muqueuse, aspect constitué par des papules beaucoup plus petites, nombreuses et serrées, et à saillie légère et qu'on rapporterait à une hypertrophie des follicules clos du pharynx.

Quoiqu'il en soit, suivant l'âge, les conditions vitales particulières et hygiéniques (alcool, tabac), la muqueuse est d'un rose vif, où pâle ou foncé, humide ou sèche, sillonnée de vaisseaux artériels ou artériels et veineux, ceux-ci variqueux, et les glandes sont plus ou mois rouges et augmentées de volume.

Dans le lympho-athritisme, de même qu'on observe quelques ulcérations aphtheuses sur les parois buccales, on peut trouver des glandules pharyngiens ulcérés et la muqueuse mamelonnée, gaufrée a un fond lardacé grisâtre.

De ces différences d'aspect, on ne devait pas arguer que les causes les plus diverses provoquent à la pharyngite glanduleuse. L'abus de tabac, l'alcoolisme, se présentant chez un arthritique, exagèrent les phénomènes objectifs, mais l'angine n'en reste pas moins arthritique ; de même pour la tubercolose ; s'il est des phthisies scrofuleuses, il en est d'arthritiques et nous ne voyons pas pourquoi l'angine dans la phthisie arthritique ne garderait pas ses caractères d'espèce ? Car dans la phthisie scrofuleuse, la muqueuse épaisse, mamelonnée conserve bien les caractères normaux de la muqueuse dans la lympho-scrofule, ce qui n'empêche pas que l'élément glandulaire ne puisse subir l'inflammation ulcérative. Mais encore quelle est la glande hypertrophiée et ulcérée ? est-ce la glande en grappe, est-ce le follicule clos ? Cette question a son côté pratique, quand on voit le polype muqueux, dont est tributaire le lympho-scrofuleux, être surtout une hypertrophie du follicule clos.

L'angine glanduleuse a sa sécrétion. En certains moments, le matin principalement et quelques temps après le repas, une sécrétion visqueuse, transparente, sous forme de vernis et analogue à une couche d'empois, tapisse la parois pharyngienne ; elle est expulsée sous forme de crachats globuleux.

5

La pharyngite granuleuse existe la plupart du temps isolée ou du moins avec des manifestations rhumatismales légères ; d'autrefois, ces manifestations sont plus sérieuses (asthme, coliques néphrétiques, etc.). On l'observe encore chez des natures pléthoriques présentant de l'acné du front, du dos, ce qui a paru suffisant au professeur Lasègue pour faire de l'angine glanduleuse l'acné du pharynx. Encore fallait-il, pour juger de la relation, bien établir la nature de cet acné, c'est-à-dire son siège, sa variété d'aspect, etc., savoir en un mot si, ayant à faire à un acné arthritique ou lympho-scrofuleux, on pouvait admettre un rapport direct ou une coïncidence avec l'angine granuleuse.

La granulation en elle-même, malgré son volume, n'est pas à proprement dit l'élément de l'angine granuleuse, il faut que la sécrétion s'y joigne, et vienne témoigner de la lésion, avec les phénomènes subjectifs qu'elle comporte. C'est que des conditions constitutionnelles, comme la lympho-scrofule unie si souvent à l'arthritisme, peuvent rendre normalement la granulation plus ou moins volumineuse. Rien d'étonnant alors qu'aucun trouble fonctionnel n'accompagne ce qu'on peut envisager comme l'état physiologique, toujours individuel du reste. C'est encore en ne voulant pas voir l'union des causes constitutionnelles et leur influence réciproque sur l'état des éléments anatomiques qu'on a pu écrire que les granulations s'observaient dans toutes les diathèses chez les syphilitiques aussi bien que chez les tuberculeux et les scrofuleux. Et ce n'était pas sans surprise qu'on rencontrait des granulations mêmes très développées chez des gens qui n'accusaient que peu ou pas de troubles de ce côté. Par le même motif tout phénomène dysphagique qui avait là son siège était distrait de son rang de trouble fonctionnel, pour rentrer dans celui de trouble nerveux symptomatique, d'ordre congestif, au milieu d'éléments supposés le siège d'une inflammation chronique parce que comme dans la muqueuse du lympho scrofuleux, ils se montrent épaissis.

La coïncidence de ces états particuliers du pharynx avec des troubles du côté de la voix, tels que faiblesse, irrégularités, rancité parfois, unis à de l'hyperesthésie comme on l'observait au pharynx amenait à la même explication et par voie déductive, on appliquait au larynx le diagnostic porté au pharynx et on pouvait écrire : « le développement exagéré des glandes dans les voies aériennes est en quelque sorte lié à une névrite chronique, il en est de même très probablement des cas d'hyperesthésie très marquée » (1).

Rhinite. — La muqueuse nasale reçoit dans un ordre particulier de fréquence, l'influence de ces deux espèces morbides, le lymphatisme et l'arthritisme, le lymphatisme surtout.

Le coryza arthritique, moins fréquent, est surtout lié à l'asthme qu'il paraît remplacer; « *la fièvre de foin* » est son analogue ou son dérivé. Obser-

(1) Beverley Robinson. *American Journal*, juillet 1876.

vant la chose, on se demande pourquoi le nom de coryza *arthritique* n'est pas prononcé ; mais on sait la résistance qu'éprouvent certains mots à représenter des idées générales, celles-ci toujours longues à entrer dans le domaine de l'esprit.

Le coryza lymphatisme et lympho-scrofuleux comme le coryza arthritique offrent des caractères particuliers dans leur phénoménalité et leur marche, comme ils en présentent dans les modifications qu'ils impriment aux muqueuses.

Parfois cependant, ces caractères se fondent de façon à accuser le lympho-arthritisme. Observez, en effet, cet homme habitant les pays chauds. Il a toute l'apparence d'un lymphatique, et cependant ses grands parents et sa mère sont morts de manifestations goutteuses. Il a souvent des poussées catarrhales sur la muqueuse naso-pharyngienne et ces poussées sont plus fréquentes et plus intenses pendant les grandes chaleurs de l'île de la Trinité, où il habite, que sous la température modérée de notre climat.

Sa muqueuse est d'un rouge simple à gauche, pâle à droite et ce malgré la sécrétion est blancjaunâtre. Par l'action topique, elle disparaît peu à peu, faisant place à une sécrétion aqueuse qui prépare la guérison.

La pituitaire du lymphatique passe du rose pâle au rose rouge, gardant des teintes plus pâles que foncées et uniformes en général pour une même fosse nasale, mais qui varient ordinairement pour la fosse nasale du côté opposé. Ces teintes

nuancées ne répondent pas ordinairement à des degrés divers d'inflammation, autrement dit l'état
anatomique de la muqueuse chez le lympho-scrofuleux ne paraît pas en rapport avec son état fonctionnel pathologique. C'est qu'en outre de l'épaisseur de la muqueuse qu'exagère encore la lympho-
scrofule, le catarrhe est moins inflammatoire qu'œ-
démateux et que la nature de l'inflammation retentit sur la couleur de la muqueuse.

Le gonflement de la muqueuse, s'il est général,
est cependant plus apprécié localement. Plus particulièrement en avant et baignés par un liquide séro-
purulent se montrent des gonflements limités qui,
sous forme de champignons humides, se correspon-
dent et rétrécissent l'ouverture extérieure des fosses
nasales. Le gonflement de la portion rétro-nasale,
plus difficilement apprécié à l'œil, ne l'est pas
moins comme phénomènes particuliers. (Difficulté de
la respiration nasale, plénitude, nasonnement, etc.)

Dans des conditions opposées, c'est-à-dire dans
un état relatif de sécheresse, la sécrétion se concrète
et apparaît sur les portions postérieures à l'état de
croûtes plus ou moins grises, brunâtres même et
très adhérentes, entourées d'un cercle ou d'un
segment de cercle rouge foncé, et recouvrant de
légères ulcérations.

En avant, au niveau du bord antérieur et inférieur
du cartilage médian, est un point libre où les deux
muqueuses opposées des fosses nasales se juxta-
posent. C'est dans ce point que se montre, sur une
muqueuse ordinairement sèche et parcheminée, une

croûte épaisse et brunâtre recouvrant une ulcération qui s'est terminée par une ouverture faisant communiquer les deux fosses nasales.

De semblables terminaisons, si elles s'observent dans la lympho-scrofule, ne se rencontrent que dans des cas de fatigue organique extrême, chez des gens surmenés, et passent le plus souvent inaperçues, car elles ne se dévoilent que par quelques trainées sanguinolentes, dans la sécrétion ordinaire.

La sécrétion catarrhale peut prendre la forme concrète dans les parties antérieures, elle se traduit sous forme de plaques blanches, humides, pseudo-pultacées et assez adhérentes à la muqueuse.

L'humidité et le gonflement de la muqueuse peuvent être très-modérés, aussi les cavités nasales apparaissent avec leur largeur ordinaire qui n'a rien de fixe sans qu'on puisse expliquer parfois leur développement autrement que par un état particulier du squelette osseux.

Dans la portion rétro-nasale, la sécrétion est plus concrète encore. Elle se présente sous l'apparence de petites croûtes à godet qui naissent autant de la paroi pharyngienne que de la partie supérieure du voile du palais.

Leur expuition s'accompagne de nasillement, de ce phénomène de râclement nasal qui, sans être caractéristique, traduit cependant un embarras particulier des fosses nasales postérieures.

Il n'est pas moins ordinaire que la sécrétion du coryza lymphatique, tour à tour séreuse, séro-purulente et purulente, par son abondance arrive à constituer parfois une infirmité des plus pénibles, d'autant plus qu'elle se complique d'une odeur catarrhale qui, en s'exagérant ou se modifiant, acquiert un caractère particulier (ozène), plutôt individuel qu'ayant son origine dans la forme solide de la sécrétion.

Sans doute il n'existe pas de symptomatologie absolue pour tel ou tel état constitutionnel. Néanmoins le siège sur la partie antérieure des fosses nasales, le gonflement de la muqueuse, l'abondance de la sécrétion qui rappelle le jetage du farcin et sa longue durée, l'odeur catarrhale et l'ozène qui peut se montrer, servent suffisamment à caractériser la scrofule. Rien de particulier ne peut être ajouté touchant la syphilis quand celle-ci se montre chez un lympho-scrofuleux, sauf peut être que, marchant plus rapidement à l'ulcération et à la nécrose nasale, elle ne puisse alors développer un ozène plus profond et plus intense.

La syphilis se traduit-elle par un mode particulier de catarrhe? Rappelons d'abord que l'action de la syphilis est une action envahissante et que le catarrhe qu'elle provoque, s'il est primitif, ne conserve pas ce caractère, devient en un mot deuthéro-pathique. Autrement dit, le catarrhe syphilitique peut être un simple catarrhe pituiteux ou purulent, mais alors le plus souvent avec stries sanglantes. Rebelle à tout traitement ordinaire, s'il persiste, c'est bientôt pour se compliquer soit à distance de troubles de l'ouïe vers une oreille, de phénomènes cérébraux, soit plus localement de paralysies de quelque branche nerveuse, troisième, sixième paire, etc. A ce moment, qui indique une nécrose faite, un ozène intense s'ajoute au catarrhe et des complications cérébrales aigües surgissent.

Les conditions de la rhinite arthritique sont tout opposées. La muqueuse est plus rouge, d'un rouge vif, légèrement érythémateux, vasculaire par places, sèche, et cette dernière condition influe particulièrement sur l'état de l'odorat qui peut être diminué ou manquer complètement.

Il n'y a pas lieu de s'arrêter sur les phénomènes subjectifs qui ne diffèrent guère d'une espèce à l'autre. Mais c'est surtout comme marche et évolution symptomatique que la rhinite arthritique se différencie. Le début est brusque, l'influence du froid, notamment du froid humide, d'une odeur plus ou moins irritante, est l'occasion prochaine de l'acte morbide, ce qui en indique la nature quasi-spontanée. Cet acte morbide est la fluxion : le malade est pris d'éternuements qui sont suivis d'une fluxion séreuse abondante. La conjonctive est rouge, injectée, il y a du larmoiement. Après une heure à deux, la fluxion peut s'arrêter et l'état normal est récupéré.

Il ne faudrait cependant pas poser une règle générale sur le temps de durée d'une de ces fluxions. Le catarrhe aqueux qui par sa spontanéité simule l'attaque d'asthme peut durer de quelques heures à trois, ou quatre jours. Remplaçant ou succédant à l'attaque d'asthme, son analogie ou sa similitude avec lui ressortent de ce fait.

C'est donc moins le genre de sécrétion que son origine subite et son évolution rapide qui peut servir à reconnaître la nature du catarrhe, le catarrhe pituiteux ou séreux pouvant aussi appartenir à la lympho-scrofule. Mais les deux sécrétions peuvent coexister. On sait que les fosses nasales ou ne sont pas affectées également ou ne le sont que d'un côté. Chez un lympho-arthritique observé par nous, une des fosses nasales donnait un liquide pituiteux quand le patient se baissait, la muqueuse était d'un rouge modéré uniforme, la fosse nasale opposée montrait par places des pseudo-membranes cohérentes, la muqueuse était d'une teinte plus pâle que rouge et la sécrétion se montrait là jaune verdâtre. Les deux sécrétions étaient-elles deux phases différentes d'une même poussée inflammatoire ou témoignaient-elles de deux influences causales séparées ? Il n'en est pas moins vrai d'ajouter que si on trouve dans le coryza lymphatique souvent et le plus souvent des coïncidences de manifestations semblables, laryngite ou laryngo-trachéite catarrhale, etc., on observe aussi des manifestations arthritiques qui peuvent remplacer sur un même tissu une manifestation lymphatique.

On a désigné depuis Luschka sous le nom de *tonsille pharyngienne,* une agglomération de follicules clos qui se trouvent situés en arrière de la voûte palatine, s'étend quelque peu sur la paroi postérieure de la cavité naso-pharyngienne, tapisse le fond des fossettes de Rosenmüller et se continue jusque sur le bourrelet de l'orifice des trompes.

Il a été décrit un catarrhe rétro-nasal qui aurait pour siége ces follicules : ce serait la folliculite chroniques des cavités nasale et naso-pharyngienne, l'analogue de la folliculite pharyngienne et laryngienne de Green.

L'écoulement d'un mucus plus ou moins visqueux et muco-purulent peu abondant du reste, donnerait lieu par son dessèchement et sa formation en croûtes à de l'ozène et pourrait être cause jusqu'à un certain point d'ulcérations, de nécrose même de la cloison, des cornets, de la voûte, des fosses nasales! La conséquence de ce catarrhe ou sa complication serait non seulement l'épaississement, le gonflement, mais l'hypertrophie de la muqueuse et sa traduction partielle sous forme de crêtes ou de cônes, de plaques mamelonnées, etc.

Elle irait même, suivant certains auteurs, jusqu'à produire le rétrécissement de l'ouverture postérieure des fosses nasales.

Ces lésions n'ont pas encore été envisagées à leur point de vue originel. « Elles ne nous paraissent se rattacher à aucune diathèse, écrit Beverley-Robinson, car bien des malades qui en sont porteurs, ont un aspect de santé florissante ». L'erreur du savant Américain nous paraît reposer sur cette idée incomplète, d'après laquelle une diathèse, pour pouvoir être mise en cause, devrait être représentée par des actes morbides. La traduction morbide a certainement une valeur supérieure, mais la traduction physiologique suffit à représenter un état constitutionnel, la lympho-scrofule surtout.

Pratiquement, la rhinite postérieure — que nous dénommons ainsi pour ne rien préjuger de ses actes morbides — peut prendre la forme catarrhale semi-concrète qui nous paraît appartenir à la lympho-scrofule. Egalement, elle peut se traduire en ces gonfléments et épaississements de même nature dont l'érythème de la sous-cloison et du lobule du nez nous offrent une figure et l'érythème pernion une image peut-être plus exacte.

La forme hypertrophique nous paraît rentrer dans l'ordre des lupus et appartenir par conséquent à la scrofule tertiaire.

Maladies des oreilles. — Une cause accidentelle détermine une maladie de l'oreille.

Malgré toute condition favorable de guérison, la maladie persiste. C'est que l'influence diathésique s'est manifestée, l'otite simple est devenue l'otite scrofuleuse, arthritique, etc. Et combien de cas où cette influence diathésique est primitive ! La médication thermale, générale par ses effets, est donc bien appropriée à une cause générale ou constitutionnelle.

L'évolution de la maladie est en rapport avec sa nature dont elle peut aussi témoigner. Des troubles de l'audition ont fait place à des migraines qui existent depuis dix, quinze ans ; un eczéma aigu, une attaque de rhumatisme musculaire apparaissent inopinément,.... les troubles de l'audition disparaissent, l'acte congestif qui affectait telle partie, tombe. Ce que la nature produit physiologiquement, la médication thermale peut le produire en provoquant ces actes succédanés.

Mais l'acte morbide peut emprunter une forme plus fixe et un siége plus spécial. Les forces de la nature, les effets physiologiques et curateurs de la métastase ne suffisent plus ; il faut une action locale et générale plus spéciale. L'état catarrhal des muqueuses dans ses modes d'hyperémie, de congestion, d'œdème, d'hypersécrétion ; l'inflammation de l'élément osseux et ses enveloppes de nature lympho-scrofuleuse, bénéficient largement comme conditions locales et générales de la médication thermale sulfureuse, d'autant plus que l'action locale se diffuse aux muqueuses voisines également atteintes, et dont la continuité a contribué à établir la maladie locale nouvelle.

La forme catarrhale de la lympho-scrofule, à quelque lésion qu'elle aboutisse (hypertrophie, état fougueux de la muqueuse, nécrose) bénéficie rapidement de l'effet local de la médication sulfureuse sur le catarrhe, l'élimination de tout séquestre. Et la prééminence d'action de la médication sulfureuse sur tous les topiques et les médicaments dits généraux, dépuratifs ou altérants, prouve aussi l'action générale nécessaire, indispensable de traitement sulfureux.

Quand ce n'est que le catarrhe borné à l'état de gonflement, la maladie peut n'être pas isolée, les muqueuses voisines participant du même état, mais hyperémie, gonflement, etc., rétrocèdent facilement.

Sur la même ligne peuvent être rangés les érythèmes, eczémas, etc. du conduit auditif.

Des éléments morbides de nature arthritique, il

n'est guère que la fluxion et la congestion qui soient fugaces et soumis aux dérivations, métastases faciles.

La fluxion congestive des fosses nasales qui accompagne *la fièvre de foin* peut se propager à l'oreille moyenne par la trompe d'Eustache.

L'obstruction de la trompe et l'otite catarrhale sont très fréquentes, presque constantes dans le « *hay fever* » ; elles persistent quelquefois alors que les autres symptômes ont complètement disparus (Ladreit de Lacharrière).

La congestion ou le catarrhe de la caisse ont pour phénomènes objectifs : une suffusion rosée entrevue au début à travers le tympan, l'aspect louche et peu à peu grisâtre de la membrane. S'il s'y joint le rétrécissement ou l'oblitération des trompes, le tympan est retracté, le manche du marteau relevé presque horizontalement, etc. De même que pour toute articulation, la chaîne des osselets de l'ouïe peut subir des phénomènes d'inflammation chronique, d'hyperplasie, épaississements plastiques de la muqueuse, ankylose articulaire, etc., toute lésion de nature arthritique. Aussi la forme de surdité qu'elle détermine est-elle presque toujours héréditaire. C'est dans ce cas qu'une surdité relative existe, sans que le pharynx ou les fosses nasales puissent être incriminés, soit que les parties ne participent pas ou ne participent plus d'aucun des actes qui font la maladie, alors que chez le lympho-scrofuleux il peut être posé comme règle qu'il n'existe pas de surdité catarrhale ayant son point de départ dans la caisse des tympans, qui ne puisse trouver sa raison d'être dans un état catarrhal de la région naso-pharyngienne.

Ces cas de modification nutritive qui se résolvent en otite plastique, sclérose de la caisse, sont ceux les plus rebelles à toute médication.

Les éléments nouveaux qui entrent dans leur constitution, exigent avec la médication thermale l'emploi de moyens adjuvants comme l'insuflation de la caisse, le cathétérisme de la trompe. Au début des lésions ou quand elles ne sont pas avancées les, bourdonnements et autres troubles auditifs qu'elles provoquent peuvent subir quelque amélioration par l'un de ces moyens associés.

Parfois même au milieu de ces modifications physiques qui rendent l'air sec, il semble que l'ouïe retrouve par un moment quelque chose de son acuité, mais ce ne sont que des éclairs d'amélioration. Ils ne nous rendent pas moins observateurs des conditions multiples que réclame la guérison ou l'amélioration des maladies de l'oreille.

Il est bien rare que ces états catarrhaux ou inflammatoires, n'aient pas leur retentissement sur la trompe d'Eustache dont ils produisent l'engorgement ou l'occlusion et que la muqueuse naso-pharyngienne ne soit pas leur point de départ, quand ce n'est pas une ulcération spécifique de l'ouverture de la trompe, une cicatrice du pavillon, etc.

L'otite syphilitique serait une maladie bilatérale, amenant à une surdité rapide, provoquant des douleurs osseuses exacerbantes et amenant sur le tympan des opacités à reflet jaunâtre et cuivré.

Les surdités nerveuses ou de cause labyrinthique, ne s'accompagnent pas de modifications de la membrane du tympan.

Au surplus la nature des bruits change dans les affections de la caisse et du labyrinthe. Bourdonnements dans les premiers, ils deviennent dans les seconds bruits de cloches ou musicaux. Mais l'otite interne peut être secondaire, être Te résultat d'une compression des liquides intérieurs, suite d'engorgement ou de sclérose de l'oreille moyenne.

La perception du diapason, du tic-tac d'une montre sur les parois du crâne restera le moyen le plus simple pour reconnaître les affections de la caisse d'avec les maladies de l'oreille interne.

Actions locales médicatrices. — Ce n'est pas le moment d'envisager encore l'action générale de la médication thermale. Son étude trouvera sa place après la description des manifestations morbides et leurs localisations. Ce que nous avons dû en dire à l'article laryngite suffit à la faire pressentir. Etablissons seulement que les actions locales, quand elles peuvent naître, ont moins de valeur curative que les actions générales, même pour les localisations qui paraissent les exiger le plus.

Qu'est-ce à dire ? L'eau en pulvérisation n'arriverait-elle donc pas aux parties affectées ? Le principe d'inhalation et de pulvérisation tel que l'application à nos eaux le résume, savoir la production de gaz

et de vapeurs, la réduction de l'eau thermale en vésicules ténues, a-t-il un résultat pratique ?

La pénétration des liquides pulvérisés a été mise
en doute et franchement niée. Des expériences sur
les animaux ont pu donner lieu à des résultats con-
tradictoires, mais des résultats positifs ont été enre-
gistrés sur l'homme. Nous citerons la coloration en
noir d'un papier imbibé d'une solution de chlorure
de fer, introduit dans l'intérieur de la trachée d'un
malade qui avait subi l'opération de la trachéotomie
et auquel avaient été pratiquées sur la bouche les
pulvérisations d'une solution de tannin.

Après des pulvérisations successives de chlorure
de fer et de ferro-cyanure de potassium, on décou-
vre jusque dans la trachée une couleur, bleu de
Prusse.

Enfin des pulvérisations de perchlorure de fer
ayant été faites chez des phthisiques après des hé-
mopthysies, le fer a été retrouvé à l'état de liberté
dans les noyaux hémoptoïques, à l'autopsie !

Evaluant la quantité de liquides pulvérisés qui pénètrent dans les voies respiratoires, on estime que
1/4 de liquide se perd dans la bouche et le pharynx
que trois dizièmes traversent le pharynx et qu'en
une minute, 12 à 15 gouttes pénètrent dans la trachée et les bronches.

L'action topique peut donc s'effectuer puisque le
médicament arrive partout. Et elle s'effectue en effet. Seulement, elle est plus immédiate, plus apparente, plus réelle et plus fréquente, quand elle est
la suite de l'absorption de l'eau minérale, c'est-à-dire

quand elle se produit de dedans en dehors, accusant ainsi l'action de sortie de l'élément sulfureux et l'action diffusible et altérante générale.

Mais l'action extérieure de la médication sur la surface cutanée et ses sympathies paraît tout aussi intensive. Combinées, ces actions donnent lieu à ces résultats précoces et décisifs que n'atteint pas toute autre médication.

L'action topique peut être saisie avec plus d'évidence dans la douche naso-pharyngienne. Disons d'abord en quoi elle consiste.

Manière de prendre la douche naso-pharyngienne. — On peut se servir pour prendre la douche nasale de canules ou d'ampoules en corne, ou buis, en verre. Munies d'un trou au milieu de leur circonférence antérieure, les ampoules ont l'avantage de pouvoir être juxtaposées à l'orifice nasal de façon à l'oblitérer complètement.

Les malades sont assis en face des robinets, la tête penchée en avant de façon que les narines occupent la partie la plus déclive des fosses nasales et qu'on puisse utiliser la pesanteur pour l'accélération de la veine liquide récurrente dans la fosse nasale opposée.

Dès que la veine liquide passe, la contraction des muscles du pharynx et du voile du palais, mise en jeu, traduit l'obturation du conduit naso-pharyngien. Le patient respire facilement par la bouche, et peut même parler sans déranger l'opération. L'ir-

6

rigation finie après 8, 10, 15 minutes, les fosses nasales se vident en une fois et en plusieurs jets.

Souvent, pendant l'injection, on voit le mucus nasal refoulé du canal nasal dans le sac lacrymal, ce qui permet souvent de soigner par la douche le catarrhe chronique du canal nasal.

Le lavage par l'eau sulfureuse est suffisant pour produire une hypérémie irritatoire des muqueuses naso-pharyngienne et de celles qui leur font suite, entr'autres la muqueuse oculaire, des sinus frontaux.

Une suffusion congestive de la peau l'accompagne et tous les phénomènes subséquents suivent, lourdeur céphalalgique, somnolence et retentissement plus ou moins général, inappétence, etc. C'est dire de quelle façon l'action locale peut s'obtenir et retentir sur les maladies de l'oreille moyenne.

CHAPITRE V

Bronchites : maladies d'espèces, maladies hybrides. Exemples
de la nécessité de les comprendre ainsi. Actions générales,
action topique. Bronchite lympho-scrofuleuse. Expectoration
à caractère inflammatoire, à caractère pituiteux. Dilatation bronchique. Sa modification sous l'influence de la médication sulfureuse.

Bronchite arthritique : Caractères de genre, caractères d'espèce.
Modalités de la bronchite arthritique; bronchite irritative, catarrhale.

Bronchite lympho-arthritique : Le lymphatisme évolue d'une façon
continue, l'arthritisme d'une façon accidentelle. L'évolution curative se rattache à l'état constitutionnel, non à la maladie.

La médication sulfureuse renouvelle le catarrhe. Atonie des forces,
atonie du cœur, atonie intestinale. Toux et oppression, leurs
rapports. Râles et rapport avec l'expectoration.

Emphysème : Emphysème simple sans troubles fonctionnels. Emphysème avec asthme. Son rapport avec les influences atmosphériques, avec les altitudes. Emphysème avec asthme et catarrhe, (phénomènes de gène respiratoire accentuée). L'évolution de la maladie dépend de l'influence dominante de l'arthritisme ou du lymphatisme. Action de la médication
sulfureuse appréciée par les modifications physiologiques.
Emphysème sans asthme, mais avec catarrhe.

Bronchites. — Plus les manifestations morbides
atteignent les parenchymes, plus apparaissent les
différences d'*espèces* et plus il faut répéter que les
maladies hybrides sont la régle.

Présentons d'abord un fait qui montre la nécessité d'en appeler toujours à l'origine constitutionnelle
de la maladie.

Voici une dame de 40 ans à peine, dont la bronchite se présente dans la condition première suivante : expectoration abondante sur laquelle toute
médication artificielle a échoué. On prononce :
bronchite chronique auquel nom on peut ajouter
l'épithète de simple, si on s'en réfère au symptôme.
En fait d'antécédents, on trouve des générateurs,
l'un apoplectique, l'autre graveleux, celui-ci obèse
en plus. Mais au premier abord, il ne paraît pas
qu'on est rien à prendre aux notions étiologiques.
La malade a cette face injectée et variqueuse dite
couperosée, accident isolé dont n'apparaissent pas
encore les rapports ! Après le repas, durant la nuit,
il y a des mouvements congestifs : la tête devient
lourde, la rougeur de la face est plus accentuée, des
bouffées de chaleur montent au visage.

La bronchite apparaît dans un organisme dont les
réactions ont la forme congestive !

Le traitement thermal est appliqué. Le premier
phénomène observé est un coup de fouet, une excitation nerveuse et circulatoire, (cauchemars la première nuit, insomnie, chaleur générale la seconde,
tendance aux palpitations). Déjà, de la gravelle urique a été rendue.

La douche a une action plus perturbatrice que
tonique. La réaction en effet donne lieu à de la céphalalgie, augmente l'insomnie, provoque quelques
palpitations, donne lieu à un peu d'embarras gastrique. Un bain au contraire donné dans des conditions calmantes, (source dégénérée, température 35°)
modère les réactions, toujours à mode congestif. La

médication est modifiée dans le sens de la sédation, avantageusement.

La bronchite a eu une physionomie plus comme état général que comme état local.

L'arthritisme héréditaire a eu sa traduction dans la couperose du visage comme dans l'excrétion *urique*. Le lymphatisme de même s'est découvert tant localement par une sécrétion aussi abondante et prolongée que par une réaction qui dénonçait un défaut de résistance, c'est-à-dire une asthénie circulatoire physiologique.

Ces notions s'enchaînent donc et se complètent et sont nécessaires à la compréhension de la maladie. Comment en effet comprendre l'évolution de l'affection chronique, établir des rapports particuliers entre les manifestations, en prévoir la marche chez cet homme de 67 ans, grand, fort, aux transpirations faciles, à la face modérément vascularisée. Son père est mort accidentellement et les grands oncles étaient goutteux. De 10 à 15 ans, il eût des adénites du cou terminées par supuration. Depuis 20 ans, il avoue des susceptibilités bronchiques annuelles et en même temps il a du catarrhe nasal chronique. On croirait avoir affaire à une simple irritation bronchique, mais voilà bientôt que des râles humides se montrent à une des bases pulmonaires, puis à une autre. L'expectoration, d'abord nulle, apparaît et devient bientôt jaunâtre.

Il suffit d'une circonstance atmosphérique, un orage, pour provoquer un accès d'oppression, presque un accès d'asthme. Rôles et expectorations disparaissent peu à peu.

Cet accès d'asthme avait-il lieu de surprendre, pouvait-il être prévu ? Nous répondrons, oui, en nous en rapportant aux antécédents !... La médication thermale est traversée par quelques phénomènes dyspeptiques, pouvant également être prévus !

La guérison s'est faite avec calme, presque à froid. En observant attentivement, on remarque que la fonction digestive a reçu une stimulation légère, de même le système nerveux et que la fonction rénale a été plus stimulée encore. La guérison s'est donc produite par l'action topique locale, tout aussi bien que par l'action stimulante sur les fonctions nutritive et nerveuse.

L'action topique sur la muqueuse bronchique ne paraît pas s'éloigner de l'action irritante de par l'état de l'expectoration. Observez plutôt : l'expectoration s'atténue ou s'arrête d'abord, la toux prend un caractère de sécheresse, puis l'expectoration réapparaît, mais modifiée, — le crachat visqueux domine. — Et corrélativement, les râles humides s'atténuent aussi et des sibilances se produisent.

L'expectoration revêt quelquefois le caractère pituiteux. On a cru longtemps que cette expuition était sous l'influence d'un état de dilatation du cœur, effet de gêne hydraulique. Cela peut être, mais en elle-même l'*hypercrinie* est un des modes par lesquels se traduit la lympho-scrofule et si elle est rare aux bronches, elle est au contraire fréquente sur le tube digestif où elle se présente surtout comme trouble fonctionnel facilement provoqué. Plus particulièrement elle parait traduire l'atonie du tissu et du système : en effet, au poumon, elle s'accompagne d'une oppression ordinaire et son amélioration et guérison lentes sont plus le fait du temps après une médication tonique comme la médication thermale, que d'une action d'emblée. Autrement dit, il faut et il importe qu'état général et état local *conçoivent* l'action tonique.

Il est une modification que l'atonie fait subir à la bronche dans la bronchite lympho-scrofuleuse, c'est sa dilatation. Après un certain temps de durée, subitement ou précédé par des respirations rude, prolongée, plus ou moins bronchique, apparaît un soufle plus localisé, superficiel et dont le retentissement paraît traduire une certaine modification de tissu. Son summum d'apparition du reste s'établit dans la région interscapulaire, le long des gouttières vertébrales.

La médication sulfureuse, nous ne disons pas produit, mais fait apparaître ces soufles en ce sens qu'elle régularise la respiration ambiante et que renforçant l'état fonctionnel du poumon, elle rend les bruits plus accentués, les rendant pour ainsi dire plus vitaux, à l'opposé de ces soufles, devenus presque exclusivement mécaniques dans des poumons à lésions multiples et cicatrisées, qui ne vivent plus que d'une *vie diminuée*.

Mais si la médication sulfureuse fait apparaître ces soufles, elle les diminue et les fait disparaître pour la même cause, les ramenant à l'état normal par un phénomène de retrait actif que l'oreille peut suivre.

Telle est l'évolution que le traitement thermal imprime aux bronchites, les renouvelant pour ainsi dire tout entières, refaisant les bruits et les modifiant, rappelant les râles et les changeant, les faisant passer d'un côté à l'autre, d'un département à un autre voisin, les râles dominant ici, les soufles bronchiques là, etc. Cet ensemble donne à l'évolution de la bronchite lympho-scrofuleuse une physionomie à part et qui la spécialise suffisamment.

Bronchite arthritique. — L'espèce a donc une grande influence sur la plupart des phénomènes de la bronchite et leur marche. Voici un exemple opposé : C'est une jeune femme dont le grand père était asthmatique, le père diabétique et la mère cardiaque. Elle a 36 ans, présente une grande susceptibilité aux rhumes et depuis 6 ans est en proie à des crises de colique hépatique et néphrétique. Elle tousse depuis un mois d'une toux stridente, sèche par quintes. En haut de la poitrine, des deux côtés, s'étendent des râles sibilants ; en bas, à gauche, un mélange de râles sibilants et sous-crépitants. Quelques crachats aqueux.

Le traitement met à découvert de l'irritation laryngo-trachéale, en sus de la bronchite, puis les quintes s'apaisent par l'action révulsive et dérivative et la maladie guérit à peu près sans expectoration.

L'arthritisme présente du reste des caractères d'espèce disséminés par tous les systèmes et dont le réveil dans l'évolution d'une bronchite de même nature, fait le mode général d'évolution de cette bronchite.

L'arthritique fait de l'acide urique. — Il dort peu. — De temps à autre, il a de la céphalalgie à forme de migraines, quand ce ne sont pas des migraines périodiques. — Des douleurs rhumatismales affectent le muscle, les jointures, passent d'un membre à un autre, d'une articulation à la voisine, disparaissent du reste rapidement par les moyens balnéothérapiques, si elles arrivent facilement par elles, comme par une course, une fatigue. — Les sécrétions sont absentes ou quand elles existent, elle sont rares et solides, concrètes comme il est dit.

Il n'est pas d'élément dans un viscère quelconque qui n'est sa façon de traduire l'espèce morbide, fonctionnellement d'abord, par lésion ensuite, depuis la muqueuse, la musculeuse etc., jusqu'à ce qui constitue spécialement les viscères, ici la vésicule pulmonaire, là le lobule hépatique, etc.

Mais continuons l'étude des modalités bronchiques !... La bronchite peut être irritative ou plus irritative que catarrhale et dans ces conditions, elle est peut-être plus laryngo-bronchite que bronchite, (voix plus ou moins voilée, sensations de picotements, sécheresse, chaleur, etc.)

Faut-il se contenter d'observer les phénomènes, dans la persuasion qu'on ne peut remonter à rien de leur origine ? Nous croyons à ces raisons originelles. Voici l'exemple d'une jeune femme de 31 ans.

Sa mère, morte accidentellement, était délicate, le père est mort apoplectique.

De par le père, elle serait arthritique ; de par la mère, l'atonie doit dominer. Quel est l'état de ses fonctions ? Depuis l'âge de 7 ans, elle a des migraines mensuelles. — Depuis trois ans, elle a acquis des varices des membres inférieurs. — Dans le principe, ses époques étaient irrégulières et fortes, aujourd'hui après trois grossesses elles sont régulières et modérées. — Depuis deux ou trois ans, elle est sujette aux rhumes et bronchites et la voilà dans l'état suivant : Appétit régulier, quoique modéré. — Palpitations cardiaques aussi fréquentes que faciles. — Peu de forces, fatigue rapide. — Tendance à la gravelle urique. — Comme on pouvait le deviner, on observe des manifestations arthritiques au milieu de phénomènes d'*atonie* et sur les uns et les autres apparaît la laryngo-bronchite. Qu'est-ce qui va dominer dans cette laryngo-bronchite ? L'atonie y serait normale, car nous la trouvons comme élément général, mêlé au fonctionnement des organes. En effet, ce qui domine dans cette bronchite, c'est l'*atonie* qui se traduit par une oppression très facile sur la moindre occasion, effort, marche, etc. Comment va agir la médication ? En bien sur l'expuition, (visqueuse, gris blanchâtre, à peine teintée de jaune), déjà très atténuée depuis le séjour dans le midi, mais à travers quelques légers phénomènes généraux de perturbation comme bouffées de chaleur, céphalalgie légère, un peu d'excitation nerveuse et d'embarras gastrique. Mais dans ces conditions, les picotements laryngiens et tout phénomène de ce côté disparaissent. Par les perturbations atmosphériques, les bouffées de chaleur, les phénomènes congestifs reparaissent, mais l'amélioration locale et générale n'en persiste pas moins. Une angine aigüe survient qui ne trouble pas cette amélioration.

Est-ce que l'évolution de la maladie n'a pas porté l'impression de la *cause arthritique* et de l'*"atonie* héréditaire ? Chez un autre c'eût été quelque phénomène dyspeptique qui se fût montrés, avec des phénomènes de congestion physiologique (mouvement sudoral) du côté de la peau ; tout soulèvement qui établit l'individualité normale ou pathologique.

Bronchite lympho-arthritique. — La lympho-scrofule peut créer évidemment une résistance à l'action de l'eau sulfureuse, au point de vue local ou général. Nous pourrions citer des catarrhes chroniques chez des enfants de 10 à 12 ans qui ne reçoivent du traitement thermal aucune action, en sorte qu'on pourrait diviser les bronchites chroniques de nature lympho-scrofuleuse aux eaux sulfureuses en 1º bronchites qui ne reçoivent localement des eaux qu'une action nulle ou peu apparente, 2º bronchites qui sont modifiées après une ou plusieurs saisons, 3º bronchites qui sont modifiées après une saison. Chez les premières, vous remarquerez d'abord, une ascendance double et une hérédité de lympho-scrofule puissante, (plusieurs enfants sont morts de scrofule ou de tubercules de tel ou tel organe) ; les réactions générales sont nulles, l'expuition d'un jaune séreux, mal nourri, traduit l'*atonie*.

Quelle que soit l'union du lymphatisme et de l'arthritisme, il est rare d'observer l'influence de l'une et l'autre cause sur une même modalité. En général la cause s'isole et se manifeste, ici sous couleur uniquement lymphatique, là sous forme arthritique. Rarement la bronchite reçoit de l'une ou de l'autre une influence corrélative comme dans le cas suivant :

C'est un homme de 58 ans, gros, le visage à suffusion rouge, marqué de petites varices artérielles. Du côté paternel il est asthmatique, lymphatique du côté maternel. Au point de vue lymphatique, il y a de la carie dentaire, les gencives ont été épaisses, violacées, saignantes, il y a quelques années, scorbutiques en un mot. — La voix se fatigue assez facilement, se voile, s'enroue et alors apparaissent des phénomènes de constriction sur l'organe vocal. — Au point de vue arthritique, un certain degré d'emphysème (respiration obscure), varices des membres inférieurs.

Dans un milieu à poussière de coton où il réside, il est sujet aux enrouements, à l'oppression, celle-ci prend parfois la forme d'accès avec ou sans catarrhe. Celui-ci, quand il survient, présente une toux qui est un mélange de toux grasse et sèche. Sous l'accès d'asthme, l'expuition est assez abondante, à peu près simple, spumeuse. — Réaction congestive sous les moindres excitations. L'application du trai-

tement thermal est faite. La toux reste sèche, peu
de crachats, à peine jaunes. — Quelques phénomènes d'irritation à la gorge. — La respiration, d'obscure qu'elle était, tend à devenir vésiculaire et
l'oppression se fait moindre. Les actions curatrices
se montrent, action topique, — toute expectoration
a disparu, — action générale excitante, — agitation
la nuit, — stimulante, — forces redressées, appétit
renouvelé, — action diurétique. La respiration est
toujours, quand les influences sont doubles, courte
en montant.

L'arthritisme se présente donc comme un *accident* du moment. M. L. 47 ans, gros, fort, à teint
mat, présente l'habitus extérieur du lymphatisme.
Depuis quelques mois, il est affecté de catarrhe
bronchique, à expectoration jaune. A la suite d'un
orage, production de sibilances qui disparaissent
quelques heures après spontanément.

Le traitement lui-même provoque de temps à
autre quelques siflements laryngiens avec phénomènes de spasme, et en même temps une forte congestion hémorrhoïdaire. Et ce malgré, le catarrhe
continue d'évoluer en catarrhe lymphatique.

Le cachet d'une bronchite lympho-arthritique sera
donc le suivant : des râles humides passant d'un
département à un autre, des phénomènes de gêne,
chaleur, cuisson laryngo-bronchique; une sécrétion
jaune visqueuse, quelquefois sanglante ; voilà pour
l'état local. La survenance subite et multiple de
sibilances ordinairement rares et l'oppression qui la
suit, traduiront quelque chose de l'asthme; l'oppres-

sion, quelque rare fois, précède les sibilances. L'*atonie* dominant la plupart des fonctions, la médication aura chance de devenir perturbatrice, c'est-à-dire d'enlever l'appétit qui revenait, de produire l'agitation, l'insomnie, un état fébrile, en un mot de ramener des filets sanglants, etc.; voilà pour l'état général. Pour le juger sous une forme plus succincte, nous dirons que l'évolution curative se rattache à l'état constitutionnel non à la maladie. Ainsi dans le lympho-arthritisme, une forte perte hémorrhoïdaire, une métrorrhagie, une éruption acnéique s'observent dans l'évolution d'une bronchite. Après les grands traits généraux, les traits moindres. Parfois les symptômes subjectifs sont à peu près seuls en présence. L'eau sulfureuse fait apparaître sans râles des crachats jaunes, qui deviennent peu à peu visqueux, puis glaireux, puis disparaissent avec tout symptôme subjectif (gêne, chaleur, pression).

La médication sulfureuse peut donc ranimer le catarrhe, quand il n'a pas été radicalement guéri; on voit alors se produire des râles, soit sonores, soit humides, sans expectoration.

L'oppression se conçoit et apparaît en dehors de toute influence arthritique, traduisant alors l'*atonie* du lymphatique.

Elle se montrerait dans ce cas le matin, aux premiers mouvements et aurait besoin pour disparaître une excitation physiologique continuée, comme la marche.

Au milieu de l'*atonie* plus ou moins générale, il est un organe qui ordinairement la traduit, de façon à donner le change sur sa nature, c'est le cœur. L'éréthisme cardiaque, suite *d'atonie* de l'organe, peut être considéré comme la règle dans l'état réactionnel général de la bronchite lympho-scrofuleuse. Par la force et la largeur des battements qu'il provoque, cet éréthisme fait redouter une dilatation hypertrophique et de fait, il y peut mener, et la lésion produite peut provoquer des phénomènes apoplectiques du côté du poumon, mais dans les conditions dont nous parlons la médication sulfureuse non-seulement n'augmente pas, mais atténue considérablement cet éréthisme jusqu'à le faire normal c'est-à-dire en rapport avec l'état fonctionnel qui correspond à l'organisme du lympho-scrofuleux en question. De même le catarrhe intestinal, prenant naissance sous les grandes occasions, se maintenant, récidivant, revêche à la médication spéciale, traduit l'atonie de l'organe.

On caractérisait et on caractérise encore ces phénomènes de complications. Complications, soit, mais complications en rapport avec la nature du mal !...

Dans le cours d'une bronchite, la manifestation de l'état constitutionnel prend aussi parfois la forme aigüe ou sub-aigüe, ainsi des névralgies se montrent qui s'accompagnent d'injection, catarrhe oculaire, etc.

Les mouvements aigus se greffent sur les bronchites chroniques, de sorte que sur une même personne, on peut trouver réunis tous les degrés qui forment l'évolution d'une bronchite et qui se dévoilent par une expectoration mêlée de crachats aérés, visqueux et jaunes. La médication sulfureuse mène au même résultat, aux mêmes effets et ce sont ces effets qui sont le meilleur appoint du pronostic. Ils témoignent des vraies conditions de curabilité dans lesquelles se trouve la muqueuse bronchique.

La respiration bronchique, les râles, ne sont pas les seuls signes qui apparaissent sous le coup de la médication thermale ; il peut en surgir d'autres, tels que la respiration suspirieuse, qui peut apparaître tant aux bases qu'au sommet. Avec la respiration rude et prolongée, il est rare qu'ils ne précèdent pas ou n'accompagnent pas le réveil d'un état catarrhal.

Quand les bronchites lympho-scrofuleuses datent d'un temps assez long, avec les soufles bronchiques nouveaux, apparaît de la submatité. Il s'est produit évidemment un tassement de tissu, de genre atélectasique.

L'intervention de ce nouveau signe ne paraît pas donner de gravité à la bronchite.

La toux n'est pas toujours en rapport avec les signes physiques des bronches : — ceux-ci du reste peuvent manquer. — Elle est bien plus en rapport avec l'oppression, signe plus évident *d'atonie locale.*

Il est rare qu'après un temps relatif de médication thermale, les râles sibilants ne fassent pas leur apparition dans les bronches. Leur disparition, leur transformation en rhumchus est aussi rapide que leur retour, subordonnés qu'ils sont à toutes les influences de la médication par l'eau en boisson, le bain, la douche.

Leur apparition est ordinairement en rapport avec

la modification de l'expectoration dans le sens de la viscosité qui témoigne du mode sub-aigu que prend la maladie pour arriver à la curabilité.

Emphysème. — Au point de vue de la cause qui préside à l'établissement de l'emphysème, on peut dire que l'on rencontre toujours parmi les antécédents des emphysémateux, une origine constitutionnelle intense, autrement dit on trouve les descendants d'un emphysémateux toujours porteurs d'une manifestation arthritique profonde, comme asthme, maladie de cœur, dyspepsie, gravelle, etc.

On sait en quoi consiste la modification de tissu qui fait l'emphysème. Atteinte dans sa nutrition et par conséquent dans ses propriétés physiologiques, la vésicule se dilate, le vaisseau qu'elle soutient tend à s'oblitérer par la gêne fonctionnelle que la circulation subit et la fonction respiratoire souffre. Avant d'en arriver là, c'est-à-dire à la lésion, l'observation n'a à envisager qu'un trouble fonctionnel de la vésicule, fait de spasme, de catarrhe, de congestion, etc., tous actes morbides qui la surprennent plus ou moins subitement, séparés ou unis, par des poussées intermittentes.

Chez quelques-uns, la dilatation seule existe en dehors de tout acte morbide. Aucun des phénomènes qui lui sont rattachés, n'apparaît.

Force est bien d'admettre, en outre d'une lésion des plus simples, une force, une *tonicité* des tissus particulieres qui fait leur résistance, et en vertu de laquelle les occasions morbides n'ont pas de prise

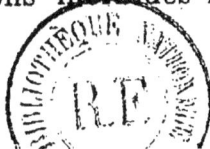

7

sur eux. Telle se présentait Mme L., âgée de 60 ans, elle vient à Cauterets soigner des douleurs rhumatoïdes. Elle a l'aspect extérieur d'une lymphatique et est emphysémateuse à ce degré où les deux temps de la respiration vésiculaire ne s'entendent pas et où la respiration bronchique ne s'entend que peu. Dans ces conditions organiques jamais la moindre oppression ne s'est fait sentir, et dans des conditions cosmiques, comme le sont celles qui se rencontrent dans un pays de montagues et où cette oppression aurait dû, sinon augmenter, du moins s'établir, pas le moindre signe n'est apparu.

Envisageons des états moins simples dans leur analogie de nature et étudions surtout leurs rapports. L'emphysème est partiel ou général. Respiration absente ou obscure dans les deux temps, expiration prolongée, inspiration et expiration rudes, tels sont les signes physiques spontanés les plus connus de l'emphysème. Mais la respiration rude, l'expiration prolongée peuvent faire suite à la respiration obscure et s'acquérir par la médication thermale.

La respiration bronchique est tantôt aussi obscure que la respiration vésiculaire, tantôt elle est seule évidente.

Dans la période de maturité chez certains arthritiques, mais surtout dans le jeune âge et l'adolescence, les respirations vésiculaires sont partielles, le reste du champ pulmonaire est occupé par des respirations bronchiques. Dans ces conditions l'influence d'un brouillard suffit à amener des éternuements, des sibilances de ci, de là, et le tout en dehors de tout mouvement bronchitique.

Mais il y a plus simple encore. Le mouvement qui représente l'asthme, semble se porter tout entier ailleurs. Ainsi les yeux deviennent subitement rouges, injectés, des éternuements surviennent.

Un sentiment de contriction occupe le larynx. Du côté des bronches, une sensation de poids sur la poitrine, une certaine gêne accidentelle de la respiration.

L'oppression simple car les troubles fonctionnels, s'ils se multiplient, s'isolent aussi se présente vers le milieu de nuit, après un premier sommeil, d'une durée de une à deux heures ; c'est tantôt une modification de l'atmosphère qu'elle traduit, tantôt l'atmosphère restant la même, une dépression de la température.

Cette oppression est quelquefois remplacée par une sensation de spasme.

Toujours est-il que ces deux sensations sont assez régulières dans leur retour.

L'oppression peut également se présenter dans les mêmes conditions, le jour, soit par une modification atmosphérique ou de température, soit par l'influence d'une marche ascensionnelle. Dans cette dernière condition, il suffisait à un de nos malades de la moindre impression, — un verre d'eau, une pastille, — pour juguler la crise qu'il sentait venir, crise en petit qui n'avait rien d'un accès aigu, et qui consistait en gêne de respiration par sensation de poids, de pression thoracique, oppression s'accompagnant de sifflements laryngiens, disparaissant une fois devant des crampes stomacales, une seconde fois par de l'arthralgie rhumatismale, en dernier lieu cédant, à une éruption d'urticaire.

Il est certains cas où la sensibilité est telle que la gêne de la respiration pour ne pas dire l'oppression, suit pas à pas les influences atmosphériques.

D'autres se montrent avec une *respiration courte*, qui ne subissent qu'une influence médiocre soit des conditions atmosphériques, soit des altitudes modérées, mais acquièrent encore sur les hauteurs, à 2,000 mètres, une facilité et une aisance de respiration, qui n'est pas sans surprendre, si on ne se disait que la sensibilité de la vésicule pulmonaire offre tous les contrastes en face des modificateurs physiques.

Mais pour beaucoup, il suffira de l'ascension des quelques cents mètres qui mènent à nos Thermes pour provoquer la crise, plus ou moins intermittente, jusqu'à habitude des nouvelles conditions climatériques et modifications par la médication, ou continue, pendant un temps que nous avons vu se mesurer par dix, seize jours. L'oppression prend alors le type aigu et continu. Le malade est assis sur son séant. L'inspiration est profonde, nécessitant l'effort de toutes les puissances inspiratrices, l'expiration courte. — La parole est entrecoupée. — Le sommeil pénible. — Rhunchus et sibilances dans leurs divers diapasons occupent la poitrine en entier.

La toux, rentrée, est médiocre, car l'élément inflammatoire n'existe qu'à demi. Cependant, rebelle à toute médication, l'accès cède à une médication largement et artificiellement révulsive de tout un côté de la poitrine, supprimant la majeure partie des sibilances.

Le catarrhe peut être mêlé à l'asthme et à l'emphysème. L'oppression s'accompagne alors de phénomènes qui traduisent une gêne respiratoire plus rapide que lente, — les lèvres, les ailes du nez, offrent une teinte bleuâtre et sur une oppression continue, apparaissent des accès plus fréquents la nuit, soit de toux, soit d'asthme. L'expectoration varie entre le visqueux et le jaune visqueux.

L'évolution sous la médication est, on le comprendra, rarement simple, et dépend de l'influence dominante de l'arthritisme ou du lymphatisme.

Plusieurs sont toujours en imminence sinon de crise, du moins d'oppression, ou de tout acte qui le remplace, ou s'ajoute. Après le repas, le soir, au milieu de la nuit, ils respirent moins facilement et jusqu'à en être gênés, ou une forte sensation de poids enserre la poitrine et traduit le même effet. Cette sensation de pression, ce spasme, le bain les provoque tout d'abord et ne les défait que peu à peu, car l'arthritique dans ces conditions est toujours sujet aux crises : subitement ou sous de légères provocations, survient une forte céphalalgie (forme nerveuse), un verre d'eau pris peut-être un peu hors de propos, amène des nausées et vomissements, des crampes, etc.

Trois ans de suite, nous avons pu observer un

lympho-arthritique dont la bronchite se présentait
dans les conditions suivantes : Le catarrhe chronique, de nature lympho-scrofuleuse, se maintenait
au degré où l'expectoration est d'un jaune homogène
et abondante. De temps à autre survenait une crise
d'asthme, la poitrine se remplissait de sibilances.
L'expectoration était alors nulle ou devenait visqueuse, etc.

Chez un arthritique, la crise se doublait. Au milieu de la nuit il était éveillé en sursaut par un
sentiment d'oppression ; en même temps, se montraient quelques phénomènes dyspeptiques, aigreur,
amertume des premières voies. Tout se terminait
par une production instantanée de gaz.

Suivant que dominera l'arthritisme ou le lymphatisme, on verra dans l'évolution de la maladie se
continuer ou apparaître toute manifestation qui est
principalement de leur domaine, eczéma, prurit,
douleurs musculaires, névralgie, fluxions hémorrhoïdaires, troubles dyspeptiques, gravelle, etc. pour
l'arthritisme ; palpitations cardiaques, irrégularités
et torpeur des fonctions digestives, congestions,
métrorrhagies, etc., pour ce qui rappelle l'atonie
fonctionnelle, dans le lympho-scrofule.

De quelle façon agit la médication sulfureuse sur
l'asthme ?

Les modifications physiologiques qui s'observent
dans la fonction respiratoire nous en donnent le
sens.

Les respirations obscures s'effacent et sont rem-
placées par des expirations prolongées, qui font

place à une respiration vésiculaire recupérée plus ou moins incomplètement, car s'il est des degrés qui sont passibles d'une rétrocession normale, d'autres ne gagnent que peu de chose et d'autres restent fixes.

C'est donc par départements limités que la respiration vésiculaire se retrouvera ordinairement aux sommets et vers quelque autre portion. Une tendance à la restauration fonctionnelle ne peut que traduire une certaine réintégration des qualités physiologiques, et en particulier de l'élasticité de tissu.

D'un autre côté, l'origine facile des râles sonores par un usage limité de l'eau sulfureuse indique et la sensibilité de la muqueuse et l'action topique qu'elle conçoit. En sorte que l'action sur l'élasticité des tissus et sur la sensibilité de la muqueuse paraît acquise.

Pour ce qui est du catarrhe uni à l'asthme, le mode d'action reste le même, rénovation du catarrhe, sa disparition ensuite par le mode ordinaire sub-aigu.

Viennent ensuite les conditions d'âge, de jeunesse ou de vitalité des tissus, d'usure, de déchéance, qui font l'absolu ou la relativité de ces actions.

Mais l'emphysème peut exister sans asthme, sans oppression même, nous en avons cité des exemples, on ne peut dire sans catarrhe.

Le propre de celui-ci n'est pas toujours d'ajouter comme élément nouveau l'oppression, mais il doit à l'emphysème sa fixité, sa chronicité. Les modes actifs appartenant à l'arthritisme, la médication sulfureuse ramènera tous les éléments aigus de la bronchite, les sécrétions visqueuses reparaîtront et la toux prendra un caractère assez aigu pour nécessiter l'intervention de contro-stimulants. L'action curatrice de la médication sulfureuse ne pourra donc s'exercer sans une prudente réserve.

CHAPITRE VI

Phthisie ; son rapport avec la cause constitutionnelle. Lympho-
arthritisme. Lympho-scrofule. Influence de la cause sur la
fonction, sur la nutrition et par elles sur la lésion. Terminaison
par lésion fonctionnelle.

Rapport de la bronchite lympho-scrofuleuse avec la phthisie ;
complication cardiaque.

Phthisie rapide par usure des éléments (lympho-scrofuleuse). Examen et jugement de la lésion ; la lésion est dévoilée et accusée
par la médication thermale.

Évolution de la phthisie locale, Prolifération conjonctive ; emploi
de la médication sulfureuses, ses avantages, ses dangers etc. ;
Statu-quo de la lésion ultime (caverne) ; transformation fibreuse
et crutacée du tubercule.

Hémoptysie, envisagée par rapport à l'état constitutionnel. Hémoptysie physiologique, Pathologique. A quelles conditions
obéit-elle ? Altération fonctionnelle identique dans certaines
bronchites lympho-scrofuleuses et les phthisies de même espèce.

Phthisie arthritique, ses différences avec la phthisie lympho-scrofuleuse comme état général et état local ; emphysème ; hémoptysie.

Action dynamique de la médication sulfureuse dans la phthisie.

**Phthisie. Son rapport avec la cause constitu-
tionnelle.** — Y-a-t-il intervention dans la phthisie,
d'un élément particulier ? S'il existe, il reste à établir ses rapports avec la cause constitutionnelle qui
domine tout organisme.

Pour cela, il importe de voir de près l'influence
de l'hérédité sur cet élément nouveau.

Or, l'hérédité peut être envisagée de deux façons;

d'un côté, on peut prendre la phthisie comme point de départ et étudier sous influence héréditaire sur les descendants. D'autre part on peut l'observer comme point d'arrivée ou aboutissant, et considérer l'influence héréditaire de la cause constitutionnelle sur sa production.

Que dit l'observation sur le premier point ?

Arthritisme — Voici un homme de 30 ans, descendant d'une mère qui, toute sa vie, eût des migraines, et d'un père qui, après avoir été asthmatique, mourut phthisique. Quel est son état d'évolution fonctionnelle ? Atonie des cordes vocales, — nous savons quelle est sa traduction ! — Atonie des fonctions digestives (fluxion intestinale facile). — Cet état identique des deux fonctions prouve que l'un ou l'autre des ascendants a été un lympho-arthritique.

Le traitement provoque des troubles dyspeptiques (appétit irrégulier, quelques aigreurs, quelques lourdeurs digestives). Il est au surplus tonique du système nerveux, à travers quelques phénomènes d'excitation (sommeil agité d'abord, d'autant plus calme ensuite).

Il est excitant de la fonction urinaire (diurése plus abondante qu'à l'état normal). Il est enfin tonique général (augmentation du système des forces).

L'influence de l'élément particulier, tubercule, n'apparaît pas. — Est seule présente l'influence d'une cause double constitutionnelle qui apparaît dans toute manifestation physiologique ou thérapeutique.

Lympho-arthritisme. — Voici un homme de 48 ans. Son grand-père paternel est mort de la goutte, son père est mort phthisique, sa mère était asthmatique.

Il a l'habitus extérieur du lymphatique, teint mat, etc.; de plus, sueurs faciles, moiteur normale des mains, etc.

Le catarrhe bronchitique qu'il subit, se juge par une expectoration jaune verdâtre, en dehors de toute oppression, de tout mouvement de toux,

Il a de la dyspepsie (flatulences, vomissements glaireux, etc.)

Le traitement accuse la dyspepsie par moments, il fait apparaître du sable urique et provoque une fluxion hémorrhoïdaire.

Ici encore, pas d'influence directe de la phthisie, mais de l'arthritisme et du lympho-arthritique.

Tous les exemples que nous pourrions citer, concordent dans ce résultat, à savoir qu'avec des antécédents de phthisie, toute manifestation *lymphatique* ou *arthritique* se partage l'évolution fonctionnelle.

L'influence héréditaire de la phthisie disparaît devant l'influence également héréditaire, mais constante, de la lympho-scrofule et de l'arthritisme.

Lympho-scrofule. — Supposons alors la manifestation de la lympho-scrofule portée sur les bronches, toujours étant donné qu'un des générateurs est mort phthisique.

Qu'advient-il ? C'est une bronchite des sommets,

par exemple, qui guérit d'un côté, change de place de l'autre, etc., est relativement chronique en un mot, mais disparait. Plus tard, réapparition de cette bronchite et chronicité plus accentuée ; elle se prolonge dans le temps, entraîne des modifications de tissu et cependant guérit encore mais plus difficilement. Et l'état général des forces et des fonctions prépare de nouvelles invasions locales, et peu à peu s'acquièrent les conditions de la phthisie générale et locale de nature lympho-scrofuleuse.

Observons le fait inverse et voyons l'influence de la lympho-scrofule et de l'arthritisme sur la phthisie.

Influence de la cause sur la fonction et sur la nutrition et par elles sur la lésion. — Madame X., 24 ans, grande, mince, descend d'un père profondément dyspeptique et d'une mère lymphatique sans manifestations morbides.

A la suite de la première grossesse, elle tousse, et un des sommets du poumon présente bientôt les signes d'une bronchite localisée. Cette bronchite évolue sur place, d'une façon lente, à travers quelques phénomènes de fluxion intestinale accidentelle, quelque manifestation arthritique, telle que pityriasis du cuir chevelu, etc., des sudations localisées. Après un an et demi, les forces qui s'étaient maintenues, tombent complètement avec les fonctions digestives, l'hémaciation devient générale, et la mort survient dans une syncope. L'état local montrait dans la fosse-sus et sous épineuse gauche des râles humides de ramollissement,

Chez la sœur, jeune fille de 18 ans, épaisse, forte en apparence, présentant accentuées les attributs du lymphisme, la phthisie prit une autre forme.

Elle débuta par un rhume qu'accompagna une forte hémopthysie au bord de la mer. Au bout de quelques mois, alors que des râles humides se prononçaient dans toute la surface du poumon gauche, l'état général s'affecta profondément : l'état fébrile s'accusa le soir, les forces déclinèrent, les fonctions digestives s'endormirent, l'appétit tomba, des sueurs copieuses achevèrent la débilitation de la malade, qui succomba de son état général beaucoup plus que de son état local en moins d'un an.

Et ce jeune homme de 24 ans. Il descend de père et mère lympho-arthritiques, plus lymphatiques qu'arthritiques. Il a du reste l'habitus du lymphatique. Jusqu'à 15 ans, il a eu régulièrement des migraines très fortes et il était considéré comme robuste.

A la suite d'un refroidissement, il contracta une broncho-pneumonie qui, soignée à temps, se maintint à l'état de bronchite avec dilatation. Dans le poumon droit, on entendait à la base du souffle avec du retentissement de la voix et quelques râles souscrépitants. Au sommet une respiration soufflante se montrait peu après, avec un caractère de dureté et de retentissement moindre. — L'atonie générale dominait. L'appétit presque nul, sans aucun sentiment de besoin ; — palpitations cardiaques ; — dépression des forces, fatigue générale ; — sommeil difficile, etc.

L'effet de la médication fut remarquable. — Les fonctions digestives revinrent ; les forces s'accrurent ; la toux diminua, les crachats blancs spumeux et légèrement jaunâtres disparurent, les soufles acquirent un timbre doux se rapprochant du timbre normal. La santé était revenue.

L'année d'après, l'état local avait reparu dans les conditions premières, la bronchite s'était renouvelée avec des caractères de catarrhe jaune verdâtre modéré. L'état général s'était aggravé ; la nutrition fortement atteinte, les forces complètement déprimées. La médication thermale ne pût surmonter ces mauvaises conditions générales et le malade mourut de ces dernières quelque temps après. — C'est là un exemple assez commun de phthisie scrofuleuse et de son évolution par infarctus inflammatoire et bronchitisme.

Inutile de multiplier les exemples. Ils nous prouveraient que l'état constitutionnel simple ou double établissant les fonctions et leur évolution, fait leur force ou leur faiblesse et par cette dernière condition fonde les lésions ; que la mort peut résulter soit de la lésion, soit de l'altération fonctionnelle comme le prouvent les exemples suivants.

Terminaison par lésion fonctionnelle. — M. X... 40 ans, est lympho-arthritique par ses ascendants. Il a perdu à quelques mois un enfant de méningite. Sec, maigre, l'état de la nutrition paraît être faible chez lui. Depuis quelques années, il subit quelques crises d'asthme catarrhal qui se terminent

favorablement, quelques bronchites légères qui
toutes s'accompagnent d'oppression asthmatique
et d'un état général de faiblesse qui ne se redresse
que lentement. Physiologiquement, les fonctions sont
modérées, quelques-unes faibles. Un jour, il est pris
d'une légère bronchite. On l'ausculte ; la respiration
obscure — le malade est emphysémateux — est
traversée de quelques râles sous-crépitants aux bases
pulmonaires et accompagnée d'une oppression qui
n'est pas en rapport avec l'état des bronches. Atonie
des fonctions digestives.—Dépression des forces. —
Statu quo jusqu'à ce qu'un jour, la respiration
s'embarrasse : l'inspiration est profonde, se fait avec
effort, sans soulagement, la fonction respiratoire
semble paralysée et deux jours après le malade
meurt dans une syncope, sans phénomènes inflammatoires d'aucune sorte.

Nous avons vu mourir, quelques mois après un
traitement thermal, à l'âge de 51 ans, M. X....,
dans les conditions suivantes : lympho-arthritique,
depuis l'âge de 18 ans, il avait traversé heureusement rhumes et catarrhes. Il vint en 1881 soigner
un catarrhe bronchitique, un peu de faiblesse générale et quelques phénomènes dyspeptiques. Ce
catarrhe est enté sur un emphysème modéré plus
partiel que généralisé.

Les sibilances passent d'un lobe dans un autre,
d'un département au département voisin. L'oppression assez facile s'atténue. Le traitement n'est pas
sans produire de l'excitation cardiaque, de l'excita-

tion nerveuse. Des douleurs musculaires se réveillent
à la suite de la balnéation.

Des sibilances reviennent occuper les bronches un
peu partout, s'éloignent lentement, les douleurs
musculaires se maintiennent çà et là.

Le malade quitte Cauterets dans cet état de perturbation, mais les bronches à peu près dégagées
complètement.

Quelques mois après, l'état général s'affecte, les
forces faiblissent, la nutrition est atteinte, la fonction respiratoire se trouble, des signes de catarrhe
se reproduisent, traduisant bien plutôt l'*atonie* des
muqueuses que leur *irritabilité* et le malade peu à
peu meurt encore d'état général.

Les anciens avaient bien raison d'en appeler au
terme phthisie (consomption), pour représenter cet
état général de déchéance fonctionnelle et phthisie
pulmonaire pour centraliser (Bordeu) la maladie
qu'elle traduit.

Il est donc acquis que l'état constitutionnel de
par lui-même amène à la phthisie. Sans doute, pour-
rait-on dire, mais ces cas n'excluent pas ceux où la
phthisie des ascendants intervient directement dans
la phthisie des descendants ! Simple apparence !
Il n'est pas de cas où la phthisie ainsi obser-
vée soit passée des générateurs aux enfants,
sans que l'état constitutionnel n'ait fait l'évolution de l'individu, n'ait provoqué des manifestations à lui progressives, tantôt enrayant la marche vers la phthisie comme phénomènes dits antago-
nistes, tantôt au contraire la laissant se précipiter,

ne pouvant rien lui opposer de ces actes médicateurs
que conçoit une nature ou, pour rester dans l'identité des termes, une *cause générale affaiblie, une
activité diminuée.*

Rapport de la bronchite lympho-scrofuleuse avec la phthisie.

— Ceci nous amène à étudier les
rapports de la phthisie avec les maladies *centrali-
sées*, comme elle, dans l'organe broncho-pulmonaire
et qui peuvent lui servir d'aboutissant. Concevons
un état général d'atonie fonctionnelle, un état sub-
aigu enté sur un état bronchitique chronique, tels
que les faits nous les offrent communément, et nous
aurons ces bronchites douteuses qui, si elles restent
un temps bronchites idiopathiques, peuvent verser
dans une nature opposée et devenir bronchites
symptomatiques. — Particularisons.

Voici une mère de famille de plusieurs enfants,
au teint mat, à la figure fatiguée. Depuis plusieurs
mois son catarrhe bronchitique est abondant. Elle
porte au poumon gauche, vers l'épine de l'omopla-
te, des râles sous-crépitants assez nombreux, moindres en avant et au sommet. L'oppression est certainement plus forte que ces signes ne le comportent. La peau est chaude, habitueuse, le poul vif,
fréquent. Bref, il y a là un état sub-aigu qui semble-
rait contr'indiquer la médication sulfureuse.

Le traitement thermal se limite d'abord à l'eau
sulfureuse en boisson. Son premier effet est de faire
apparaître des râles sous-crépitants et d'amener des
crachats visqueux et glaireux, bientôt teintés de

8

sang. L'excitation se poursuit en bouffées de chaleur, rougeurs subites du visage. — La soif est forte. — Les nuits sont agitées. — Bientôt les râles dominent d'un côté, de l'autre acquièrent un timbre plus sec. L'appétit est meilleur. — Moins de quintes de toux; les crachats sanglants disparaissent. — Moins d'oppression. — Le sommeil revient. — Après 22 jours de traitement, en place des râles qui disparaissent dans la fosse sous-épineuse, se montre un souffle bronchique, et quelques crachats sanglants apparaissent de temps à autre. Mais l'état général s'est calmé et l'état local bien amélioré. — La résistance générale et locale, tel est l'appoint de cette amélioration qui peut aboutir à la guérison.

Supposons cette résistance moindre et insuffisante: l'état général se précipitera, l'état local suivra et la terminaison surviendra de par l'état général sans que les lésions locales aient toujours pu arriver aux lésions spéciales, si lésions spéciales il y a. Car celles-ci se bornent alors aux lésions de la bronchite, inflammation de la muqueuse, dilatation bronchique, atélectasie, sclérose, etc. (phthisie bronchique de Portal). Toujours est-il que la phthisie locale, quand les lésions s'accentuent et progressent, arrive ici par voie de bronchite.

Complication cardiaque. — C'est par complication cardiaque que se termine la maladie chez M. L.

Agé de 26 ans, fort, bien musclé, il avait toujours été renommé pour son adresse dans les exercices du corps.

Quand il nous fut adressé, il terminait une tumeur blanche du coude qui guérissait incomplètement par ankylose. Il portait au poumon gauche vers le sommet une lésion qui se révêlait par les signes suivants :

Souffle retentissant, râles humides assez gros, se prolongeant assez bas, etc. Ce qui nous frappa était l'état du cœur, les mouvements en étaient forts, tumultueux, se faisant sur une large surface, ne provoquant cependant pas chez le malade la gêne qu'il aurait pu en ressentir. Le traitement thermal se poursuivit sans inconvénient et amena soit la disparition des râles humides en bas, soit leur atténuation au niveau de la dilatation. A quelques temps de là, je fus appelé près de lui pour la complication que je redoutais. Il était haletant, la face vultueuse..., son crachoir plein de crachats hémoptoïques. Les battements du cœur, diminués de force, étaient sans rhythme, dénotaient cet état particulier connu sous le nom d'asystolie. Le malade succomba au milieu de troubles asphysiques, provoqués par cette complication cardiaque.

Cette complication cardiaque est-elle un fait accidentel, isolé ? Nullement. La lésion n'est survenue que par le trouble fonctionnel et celui-ci, effet d'atonie de l'organe, avait, tout comme la lésion pulmonaire, le lymphisme pour point de départ.

Celui-ci meurt par paralysie cardiaque, un autre mourait par lésion fonctionnelle (paralysie de la fonction respiratoire), un troisième succombera par lésion de nutrition.

Phthisie rapide par usure des éléments (lympho-scrofuleuse). — L'atonie de la nutrition commande en effet toutes les atonies fonctionnelles et partant toutes les lésions. Elle crée une phthisie particulière, la phthisie rapide, c'est-à-dire à usure rapide de tous les éléments et de nature lympho-scrofuleuse. Chez elle, la dénutrition domine et le mode aigu ou sub-aigu est l'évolution normale. *Peu* ou pas de *catarrhe* dans cette évolution ; la toux est sèche, sans expectoration. Les lésions pulmonaires arrivent rapidement par une sorte de résorption sur place à la formation d'une ou plusieurs cavernes. L'état fébrile, plus ou moins continu, mais avec exaspération, amène à une hémaciation rapide avec douleurs spontanées, exacerbantes au niveau des masses musculaires, douleurs qui en marquent la dénutrition. Le muscle acquiert alors cette atrophie particulière à sa dégénérescence. L'analyse des urines mesure le résidu des matières brûlées ; elle est riche en déchets de matériaux azotés, de matières colorantes, de globules sanguins, etc.

Dans un de ces cas, l'examen de l'urine traduisait l'état suivant : la densité de 1025 indiquait des principes en dissolution et par contre une activité particulière de la combustion organique. Celle-ci était incomplète, accusée par la présence et la prééminence d'acide urique ; quantité de phosphates plus abondants qu'à l'ordinaire. Une couleur rose par l'acide nitrique, couleur persistante malgré un réactif oxydant, comme le chlorure de chaux, accusait une destruction exagérée des globules sanguins, etc.

*Examen et jugement de la lésion, son deve-
nir : craquements, respiration rude, saccadée, submatité, souffle, râles... La lésion est dévoilée et
accusée par la médication thermale.* — Quelle
valeur peut avoir par lui-même, dans le diagnostic
et le pronostic de la phthisie, le signe physique ?

La lésion dépend-elle du signe qui la réalise ou la
traduit ? Dépend-elle d'autres conditions apparentes
ou cachées ? Voici, par exemple, une jeune mère de
24 ans, mince fraîche, chez laquelle la nutrition en
un mot ne paraît pas souffrir. Elle porte quelques
craquements au sommet gauche, à droite une respiration un peu rude. Dans sa famille plusieurs personnes sont mortes d'accidents pulmonaires.

Notons que le père a été emporté par *congestion
cérébrale*. Elle, physiologiquement, a le mouvement
fluxionnaire du mois intensif. Une toux simple et
discontinue existe depuis trois à quatre ans. De
temps à autre sont expectorés quelques filets de
sang qui par eux-mêmes n'auraient qu'une valeur
relative. Enfin, à la base droite quelques frottements
pleurétiques. Certes, voilà un cortége qui accrédite
bien les doutes, et bien encore si nous ajoutons que
la voix se fatigue assez aisément, qu'au repos quelques palpitations de cœur sont ressenties. L'appétit
est irrégulier, mais les digestions bonnes. Ces phénomènes ne sont pas nés spontanément, mais paraissent la suite d'une bronchite sub-aigüe accidentelle
qui a entraîné une certaine atonie générale.

Suit l'effet du traitement thermal. Pas d'excitation
générale tout d'abord, mais de la stimulation locale :

l'appétit est meilleur, quelques mouvements de
toux surgisssent avec un peu d'expectoration qui de
transparente devient jaune verdâtre. Les transpirations sont moins faciles. Les époques qui surviennent dans ce début sont moins abondantes qu'anté-
rieurement. Le cœur s'émeut, palpite un peu, mais
dans des limites qui traduisent plus la stimulation
que l'excitation perturbatrice. Le système nerveux
ne resssent l'effet général d'excitation que vers le
vingtième jour et cette excitation est légère. Les
fonctions digestives restent facilement influencées
par les modifications atmosphériques, par les températures humides, — l'appétit semble diminuer,
sinon s'arrêter, un sentiment de fatigue s'ajoute et
des points de névralgie thoracique se montrent. Mais
les craquements disparaissent et font place à une
respiration des plus normales.

—Une hémoptysie survient chez un descendant de
phthisique. Elle est suivie de la production aux deux
sommets de craquements humides qui se transfor-
ment en râles sous-crépitants, sans matité il est vrai.

Quelques rhunchus et sibilances s'y ajoutent.
Quelques crachats jaunes se montrent, puis tout
rétrocède.

Une jeune femme de 30 ans, sujette aux rhumes,
tousse depuis un an. Au milieu d'une expectoration
jaune, apparaissent de temps à autres quelques crachats rouillés. A la base du poumon gauche, on
entend des râles humides et un souffle avec retentissement de la voix et submatité. Atonie fonctionnelle assez générale.

Par la médication thermale, on voit d'abord disparaître tout râle humide, l'expectoration diminue, et
au sortir du bain, elle reste rouillée, devient même
rougeâtre. Le souffle, lui, s'accentue, est plus fort.
L'appétit devient meilleur, de médiocre qu'il était.
Bain et douche donnent une bonne réaction, modérée. Des douleurs rhumatismales se montrent ça
et là.

Les signes en eux-mêmes paraissaient passibles de
l'eau en boisson administrée avec réserve Et voilà
que la médication externe est tolérée sans perturbation aucune !

Voici une jeune femme qui a eu un frère et une
sœur morts de phthisie.

Elle finit une bronchite sub-aigüe. De celle-ci, il
reste une respiration rude et quelques râles sous-
crépitants du sommet avec quelques crachats visqueux. Les forces sont modérées, — l'appétit médiocre.

L'eau sulfureuse fait apparaître d'autres râles, le
larynx se prend un peu (gêne, voix couverte). La
toux est sèche et grasse, toux d'irritation de l'eau et
toux de catarrhe.

L'expectoration est devenue jaunâtre. De la submatité apparaît, s'accuse aux deux sommets avec
respiration soufflante à l'un d'eux et les râles se
disséminent.

Pendant le traitement et d'une façon à peu près
continue se produit une fluxion intestinale qu'une
forte médication appropriée atténue à peine. L'état

s'améliore cependant, mais nous craignons une déviation vers la phthisie.

Effectivement, après une courte période, le catarrhe intestinal qui n'a pas cessé d'une façon complète, reparait avec force. Les fonctions nutritives s'altèrent et l'état des forces tombe de jour en jour. Une caverne est déjà formée et peu de temps après la malade succombe.

A rapprocher de ce fait, au résultat près, celui d'une jeune personne de 20 ans. C'est une lympho-arthritique. Elle a eu deux hémoptysies. Comme lésion elle présente, au sommet droit, en avant de la respiration saccadée, de la submatité en arrière. A gauche, la respiration est un peu supplémentaire.

L'eau sulfureuse en boisson provoque quelques crachats jaunes, qui disparaissent. Elle refait les forces et excite la circulation périphérique. — L'état *local se maintient.*

Avoir eu à 17 ans deux à trois hémoptysies, présenter à gauche et en avant de la matité, en arrière du souffle bronchique dur, à droite un souffle plus mitigé, voir ces souffles s'accentuer par la médication et devenir caverneux, puis des râles fins se présenter du côté opposé le long de la gouttière vertébrale, etc., c'est être ou paraître entrer dans l'évolution de la phthisie ! Mais nous observons un lympho-scrofuleux. — La médication provoque quelques crachats sanglants d'abord, les souffles diminuent avec les râles, ceux-ci disparaissent. Les fonctions digestives se relèvent et l'état général se redresse.

Et qu'ajouter quand à des phénomènes de cet ordre se joignent des antécédents tuberculeux de famille, et que depuis une dizaine d'années une hémoptysie se produit tous les ans ! Ce n'est pas sans surprise qu'on voit disparaître un souffle bronchique à un sommet, de la submatité diminuer à un autre, des râles muqueux s'évanouir autre part.. Et comme phénomènes généraux, un système digestif relevé, les forces revenues, etc., une réaction simple en face d'une réaction congestive. Depuis trois ans les fonctions sont les mêmes et tous les ans chez le malade qui nous inspire ces réflexions, les phénomènes généraux viennent se relever à Cauterets et les lésions s'amender dans quelques-uns de leurs signes.

Le signe plus ou moins morbide pour accuser la nature tuberculeuse, doit donc être accompagné de signes secondaires qui puissent s'y rattacher, de phénomènes généraux qui traduisent l'*asthénie* des systèmes. Il importe que sous le traitement ces phénomènes généraux ou locaux, confirmés de toutes les données que livre l'hérédité, s'accusent ou apparaissent. Encore que ces conditions soient parfois plus apparentes que réelles, quand elles manquent, les signes quels qu'ils soient, râle, souffle, matité, crachats hémoptoïques ou hémopthysie, peuvent apparaître, s'accuser, mais par le traitement ils s'atténuent, disparaissent ou restent dans un *statu quo* qui est l'arrêt de la maladie, résultat souvent le seul possible.

Evolution de la phthisie locale, prolifération conjonctive. — Certes, chaque phase d'évolution de la phthisie locale peut avoir son temps d'arrêt. C'est pendant des années que persistent des craquements secs. D'une année à l'autre, et sous l'influence de l'eau sulfureuse, ceux-ci peuvent faire place à un souffle intense, dur, et sans râles qui n'en persiste pas moins. Les souffles eux-mêmes s'atténuent et modifient leurs caractères, d'emblée dans ces dilatations bronchiques, suite de catarrhe lympho-scrofuleux prolongé, à travers des phénomènes de résolution de tissu (râles sous-crépitants), dans ces cavernes entourées d'un tissu atélectasique ou lésé par des actes qui n'atteignent pas encore l'altération de nutrition. C'est dans ces conditions que le tissu périphérique est susceptible de créer la prolifération conjonctive qui sert à la cicatrisation de la caverne.

Emploi de la médication sulfureuse, ses avantages, ses dangers dans les périodes de transition. — En dehors de la part qu'y prend la résistance locale, reflet de l'état général de l'organisme, il est sans conteste que l'eau sulfureuse entre pour une part considérable dans l'acquit de cette nouvelle *modification* de tissu. Elle suit une période de ramollissement de la lésion, indique une absence d'infiltration tuberculeuse avoisinante et s'acquiert par conséquent dans les périodes de transition. C'est le moment de l'intervention prudente et mesurée où la maladie locale peut acquérir de par elle son temps d'arrêt ou concevoir une nouvelle évolution morbide ; car, une

résistance de tissu moindre rend l'action topique irritative et celle-ci renouvelle et précipite les lésions.
La fièvre n'est point alors une contr'indication, elle
est liée à l'état local et s'amende avec elle.

Statu quo de la lésion ultime (caverne). — Nous
revoyons à Cauterets, tous les deux ou trois ans, un
interne en pharmacie à qui nous avons conseillé le
climat d'Alger et chez lequel l'évolution morbide
avait amené la formation d'une double caverne à
gauche et à droite. Des deux côtés, elle est cicatrisée,
sèche d'un côté, avec quelques légers râles de l'autre,
mais depuis cinq ans, le *statu quo* se maintient.

L'état irritatoire que l'eau sulfureuse produit sur
les tissus en surface d'abord, — nous connaissons
les modifications imprimées à la muqueuse et aux
sécrétions — aux tissus profonds ensuite, provoque,
avons nous dit, la prolifération conjonctive qui sert
la cicatrisation de la perte de substance.

Chez tous, cette prolifération fait l'enkystement du
néoplasme, et dans un autre sens sert la tranforma-
tion fibreuse et crétacé du tubercule, autrement dit,
les conditions locales de toutes ces transformations
sont les mêmes.

Transformatian fibreuse et crutacé du tubercule.
— Ce sont ces conditions locales servies elles-mêmes
par les conditions générales de l'organisme, que
l'observation doit toujours envisager. C'est par
poussées qu'évolue l'infiltration néoplasique, ces
poussées, produites avec un certain retentissement

de l'organisme, sont pour celui-ci comme une espèce
de décharge qui amène la sédation. Vient le ramolis-
sement devant lequel l'organisme s'émeut et se soulève de rechef avec plus ou moins de vivacité. Ce
ramollissement complété, le poumon est libéré en
quelque sorte de sa néoplasie et les conditions d'une
poussée nouvelle sont acquises, à moins que celles-
ci n'aient fait place à des conditions opposées, conditions de résistance que la médication sulfureuse
comme l'hygiène a déjà provoquées. C'est donc dans
les périodes de transition d'un degré à un autre que
la médication sulfureuse d'emblée est dangereuse
parce que son action première irritative exige de la
part du tissu impressionné des conditions de récep-
tivité particulière qui sont toujours des conditions
de résistance, conditions qui peuvent manquer et
qu'alors l'action irritative devient action nocive précipitant l'évolution régressive.

D'un autre côté, dans l'établissement des premier
et second degrés et dans la période de ramollissement,
la réaction locale et générale, parfois très vive, fait
qu'il est important d'atténuer considérablement la
médication sulfureuse et rend même nécessaire son
interruption momentanée; ce qui n'empêche nullement les modifications curatrices locales de s'obtenir.
Ce soulèvement du reste ne se continue pas et une
certaine habitude du médicament se conquiert peu à
peu. On saisit donc les fluctuations auxquelles donnent lieu la signification des termes « éréthisme,
torpidité, » parfois plus apparents que réels.

Hémoptysie, *envisagée par rapport à l'état cons-tilutionnel.—Hémoptysie physiologique, pathologi-que. A quelles conditions obéit-elle ?* — Il ne saurait être question de la phthisie sans qu'il ne soit parlé d'un élément qui apparaît dans son évolution d'une part et qui, d'une autre, prévient cette évolution, se rattachant alors à l'état constitutionnel, nous voulons parler de l'hémorrhagie de l'organe ou hémoptysie.

Elle doit être considérée par rapport à la consti-tution et par rapport à la maladie locale.

Par rapport à l'état constitutionnel, elle est intimé-ment unie à cette condition générale première, qui est le mode particulier à la lympho-scrofule, l'atonie.

Et d'abord, il faut justifier cette condition géné-rale, l'atonie, dans l'acte hémorrhagique. Des exem-ples nombreux en témoignent, tous pris à l'état physiologique qui fait l'action et la réaction conti-nuelle de tout organe.

M. X..., 23 ans, est un lymphatique aux réactions congestives. A la suite d'une journée de chasse où il se fatigua plus que d'habitude, il eut le soir une forte hémoptysie. Rendu prudent, il ne s'est pas départi depuis d'une hygiène rigoureuse à l'endroit de tous les exercices du corps et l'hémoptysie ne s'est plus reproduite.

Dans les mêmes circonstances se présenta M. L..., 22 ans. C'était à la suite d'une marche forcée pen-dant la guerre. Son hémoptysie fut suivie d'une bronchite sub-aiguë qui guérit après une semaine.

Les mêmes phénomènes se produisent à l'état de réaction et c'est sous cet aspect surtout que nous les

observons. Ils commencent à la congestion et finis-
sent à l'hémorrhagie. Tel sera congestionné par un
froid aux pieds. Il suffira à un autre, d'un verre
d'eau sulfureuse pour ressentir cette même congestion. La même aura un crachement de sang à la
suite d'une forte réaction balnéaire, comme un autre
aura un épitaxis.

Cette atonie vasculaire, en un mot, est telle chez
certains lymphatiques, qu'ils ne peuvent réagir sans
s'exposer pour le moins à subir des épitaxis fréquents, qu'ils ne peuvent ressentir le moindre acte
sub-aigü, commencer par exemple une bronchite,
sans avoir une hémopthysie.

On comprend sans peine que l'eau sulfureuse, à
son titre d'irritant, produise le crachement de sang.

Celui-ci se présenta pendant trois jours chez
Mlle L..., 16 ans, lymphatique au teint pâle, qui à
deux ou trois reprises avait eu des bronchites sus-
pectes par leur chronicité. Ce crachement de sang
fut simple, c'est-à-dire en dehors de toute réaction
générale et s'arrêta sur la cessation de la médication
sulfureuse.

L'état *pathologique* dans ces conditions d'atonie,
n'influe pas plus particulièrement que l'état *physiologique* sur la production de l'hémoptysie. L'élément
atonie domine les deux états ; il explique pourquoi
dans tel cas de laryngo-bronchite qui a commencé
par une hémoptysie, l'eau sulfureuse sinon renouvelle
cette hémoptysie du moins rappelle et maintient une
expectoration sanglante pendant toute une médication avec complication d'épistaxis ; pourquoi dans

un cas analogue ou une et plusieurs hémoptysies
ont débuté et avec des antécédents tuberculeux de
famille, la médication thermale non-seulement ne
renouvelle pas l'hémorrhagie mais peut être tolérée
dans ses modes les plus perturbateurs. Un jeune
prêtre de 28 ans avait subi depuis 5 ans onze
hémoptysies. Il vint à Cauterets à la suite d'une
pleuro-bronchite douteuse. Non-seulement l'eau sulfureuse en boisson releva les fonctions digestives, le
système des forces, etc., mais la balnéation, mais les
douches n'entraînèrent ni soulèvement général, ni
réaction circulatoire locale.

Chez ceux où cette réaction congestive est la condition la plus immédiate de l'hémoptysie, une application appropriée de la médication thermale, sous
forme de douches, atténue pour le moins cette disposition. Si, par l'habitude des réactions, les congestions s'amoindrissent, on ne peut se refuser à
voir dans les résultats, une preuve d'une action
tonique générale vasculaire.

L'état pathologique, la lésion affaiblit la fonction
d'un organe, diminue sa résistance, crée donc une
atonie accidentelle locale dans *l'atonie générale.*
Aussi l'hémoptysie a-t-elle plus de chance de se
produire dans les phases secondes et ultérieures
d'évolution d'une broncho-phymie et au milieu d'une
saison thermale que dans les premières périodes.
Elle échappe plus alors à ces conditions de soulèvement général et se borne à un soulèvement particulier du système vasculaire. — Suivez alors l'état du
pouls avec attention et méfiez-vous dès qu'au milieu

des phénomènes de torpidité générale, vous le verrez gagner en largeur et en fréquence. L'hémoptysie n'est pas loin.

Mais quand avec des lésions plus avancées, vous observerez des réactions congestives, un soulèvement réactionnel particulier du cœur sous l'influence de l'eau sulfureuse, une augmentation de la toux, tout signe observable précisément au début d'une médication, l'hémopthysie est à craindre, elle est dans ses conditions.

Ces conditions dépendent d'une excitation dynamique. Ce ne sont pas là les seules conditions, il en est d'autres qui ont pour sujet la nature particulière du médicament.

On voit en effet des hémoptysies survenir à la suite de quelques cuillerées d'iodure de fer ou tout autre composé ferrugineux, qui avaient résisté à de fortes doses d'eau sulfureuse.

En résumé, l'évolution et la rétrocession du symptôme et du signe physique sont intimement liées à l'état général.

En d'autres termes, les *lésions* et leurs *signes* se *subordonnent* aux *conditions générales* de *l'être*. Formule dont on peut rapprocher la suivante : La *médication thermale tend à dévoiler la nature d'une affection locale en découvrant un ou plusieurs signes et phénomènes principalement accusateurs.*

En effet, plus l'atonie domine la maladie locale, moins se trouvent de signes physiques qui la traduisent, tout peut se réduire à une modification sécrétoire. Mais, par l'effet de la médication, les râles apparaissent à l'un puis à l'autre sommet ; viennent ensuite les souffles qui acquièrent un timbre dur plus ou moins caverneux et les signes en rapport, matité ou submatité, etc. L'eau sulfureuse a ranimé, vitalisé toutes ces parties qui ont livré les signes correspondants à leur état local.

Pendant ce temps, l'état général se relève, une des nombreuses fonctions de l'organisme a donné le branle. Seulement, au milieu de ce réveil général, quelle résistance toujours relative ! Il suffit d'un changement atmosphérique, d'un orage pour provoquer une perturbation qui se traduit sur un ou plusieurs systèmes, système circulatoire (sentiment de froid en frissons), système digestif (vomissements, etc).

Altération fonctionnelle identique dans certaines bronchites lympho-scrofuleuses et les phthisies de même espèce. — Du rapport de la bronchite lympho-scrofuleuse avec la phthisie on peut dire que comme dans la phthisie, cette bronchite peut s'accompagner et s'accompagne souvent d'une altération fonctionnelle identique aux deux maladies. Seulement, les lésions s'arrêtent aux dilatations bronchiques, au tassement, à l'atélectasie, à la sclérose du tissu pulmonaire périphérique. Un degré parfois de plus et la tuberculisation est acquise : le plus souvent même la bronchite lympho-scrofuleuse dégénère en phthisie. En d'autres termes, répétons-le, le point de départ de la phthisie scrofuleuse est le plus souvent la bronchite de même nature.

9

Phthisie arthritique ; *ses différences avec la phthisie lympho-scrofuleuse comme état général et état local; emphysème; hémoptysie.*—Quelle modification va se produire de par l'intervention de l'élément arthritique ? Cette modification sera générale ou locale, plus générale que locale réciproquement.—Pour le premier cas, l'évolution locale ne différerait pas précisément de celle de sa congénère, serait cependant et plus lobulaire et plus lente ; l'état général offrirait dans l'évolution des manifestations arthritiques, telles que colique néphrétique qui se montrerait au début, eczéma prurigineux localisé, etc., mais ces manifestations, témoignage d'arthritisme qui comme cause est en rapport avec un degré de résistance de tissu, ne soulèvent plus de résistance à certain moment, — l'arthritisme est lui-même dégénéré, — s'ajoutent comme cause d'affaiblissement et l'état général n'est pas autre que dans la lympho-scrofule.

Mais d'autrefois cette résistance se montre des deux côtés. Etant donné que les plus forts ont leur organe faible, ce sera le larynx chez un de ceux-ci qui subira la première atteinte, et débutera par les lésions de la laryngite irritative tournant lentement à la lésion inflammatoire. Le parenchyme pulmonaire reste silencieux : une respiration obscure dans les deux temps, peu de signes de catarrhe, tous phénomènes négatifs jusqu'au nombre de respirations plutôt diminué, mais indiquant une somme de forces encore normale. Et dans l'état général, une résistance parallèle, sinon supérieure. —Observez en

effet cette jeune fille qui est l'objet de notre description et le contraste qu'elle offre. Elle a de l'a-
phonie, sa voix fatiguée s'est peu à peu perdue,
mais son teint et sa fraîcheur ont peu varié. La
nutrition ne souffre pas et cependant la jeune patien-
te prend à peine 3/4 de litre de lait par jour. De
même l'insomnie est à peu près la règle et cependant pas de fatigue, etc. — Ces phénomènes, on le
comprend, n'ont qu'un temps et se modifient peu à
peu comme force, durée, etc., n'en accusant pas
moins une nature particulière.

Mais les termes du fonctionnement sont rarement
exagérées. Une laryngite ou laryngo-bronchite se
trouve au début. Des craquements occupent un des
sommets, la médication y ajoute quelques sibilances.
De l'emphysème se trouve çà et là localisé. Respiration obscure, respiration saccadée, respiration
rude, aspiration prolongée, comme râles, submatité et souffle bronchique, tout se trouve réuni
dans un espace limité. La toux est quinteuse, à
timbre plus ou moins strident; l'expectoration est
modérée, mais rarement uniforme, faite de crachats
spumeux, gris-jaunâtre, avec quelques filets sanguins. L'état fonctionnel est certainement en défaut.
Peu d'appétit, des coliques sèches plus qu'avec
fluxion, un état fébrile modéré ou absent, etc.

La médication produit quelques avantages : si
elle provoque quelques coliques, elle ranime les
fonctions digestives, améliore les forces, diminue
l'expectoration, tonifie les parties saines.

Dans une évolution plus avancée, le change est

donné par l'état local et cela grâce à l'emphysème qui masque les lésions plus ou moins localisées. Les souffles acquièrent des timbres doux, masqués à l'oreille et la percussion de même offre des caractères beaucoup plus d'apparence que de réalité. Reste, il est vrai, l'état général d'après lequel on pourrait jusqu'à un certain point envisager l'état local; mais comme l'état local, il est aussi sujet à des apparences trompeuses.

Dans une circonstance, un état général de fatigue, de déchéance des forces, d'*atonie* digestive et nerveuse, (perte du sommeil), nous mit en défiance vis-à-vis une hémopthysie que l'état local, tel que nous venons de le mentionner, ne semblait pas faire prévoir et qui ne tarda pas à survenir. Mais dans une autre circonstance identique, cette hémoptysie nous surprit tout à fait.

Ajoutons un fait rare malgré sa raison, un accès d'asthme peut se montrer même dans un cas de lésion avancée ; nous l'avons pour notre compte observé chez une dame de 41 ans porteur d'une caverne et qui paya son arrivée dans les Pyrénées d'un fort accès.

De même que pour la phthisie scrofuleuse qui souvent est toute dans l'état général avant de se centraliser dans le poumon et dont la fin se juge par l'impuissance fonctionnelle d'un organe, la phthisie arthritique peut recevoir sa terminaison funeste d'une déchéance graduée des forces, d'une altération de la nutrition, d'une sidération fonction- nelle et surpendre le patient à l'état de laryngite (phthisie laryngée) ou à l'état de bronchite avec asthme, etc.

On le voit donc, rien dans la cause, ni l'évolution ne rappelle dans la tuberculose l'idée de spécificité. Pas plus dans le produit! Car, son analogie avec les produits inflammatoires le fait ranger comme tel c'est-à-dire comme une lésion de nature irritative.

Action dynamique de la médication sulfureuse dans la phthisie. — La médication sulfureuse nous offre à considérer dans son mode d'action un double effet, suivant qu'elle s'adresse à l'état général ou à l'état local. Au fond le mode d'action est le même : c'est une action de stimulation qui renforce les fonctions, les harmonise dans leurs actes et entre elles, action d'ordre purement *dynamique*, mais qui rétablit l'état normal de la fonction, en lui rendant la force *assimilatrice* en rapport avec cet état normal. Si le redressement de cette force est possible alors que la lésion est établie, combien plus il acquiert sa plénitude comme effet préventif chez ces organismes voués par hérédité aux imminences morbides. « C'est dans l'adolescence et avant l'apparition d'aucune douleur, dit Camus, quand les jeunes personnes n'ont encore éprouvé ni toux, ni enrouement, ni mal de gorge, ni expectoration d'aucune espèce, que nos eaux sont favorables ; par elles, il se produit une espèce d'excitation générale soutenue, mais modérée et prudente, les forces augmentent et s'équilibrent, les sécrétions deviennent régulières et plus actives ».

Nous sommes loin de cette superficialité d'action que la vue de certains effets locaux a trop contribué à asseoir.

Pour achever de juger par comparaison la médication sulfureuse, restant dans la donnée des faits, nous dirons que si, dans les conditions requises, l'action *plastique* d'autres médications est matériellement plus profonde et paraît supérieure, l'action *dynamique* réveillée par la médication sulfureuse et qui résume en elle la *force vivante* de l'organisme pour l'exécution des fonctions et leurs actes, la domine en ce sens qu'elle en est la condition première.

CHAPITRE VII.

Dyspepsie. — *Méthode nécessaire à son étude.* —
Il n'est pas de question en médecine plus que celle
qui va nous occuper, qui ne réclame de la part de
l'esprit, pour sa solution, la méthode qui convient
aux sciences de la vie, méthode qui, partant du
phénomène, s'élève par le *sens intime* à la cause
qui le pénètre et le féconde.

Avec la dyspepsie, étude du trouble fonctionnel,
pas de moyen terme, pas de concession accordée au

phénomène vu et jugé en lui-même, à moins d'obs-
curité complète.

*Dyspepsie considérée comme trouble fonctionnel
primitif rattaché à une cause générale.* — Que du
phénomène, au contraire, mobile, contingent, tran-
sitoire, on s'élève par l'esprit à la cause qui lui donne
naissance, à la force qui le maintient, à l'activité
qui le multiplie, tout rentre dans l'ordre et s'éclaire;
la cause première se poursuit dans l'évolution de la
maladie, les rapports se présentent d'eux-mêmes et
dans leur ordre, la vraie base existe, car la thérapeutique sait reconnaître les éléments auxquels est
attaché toute modification curatrice.

*Base fondée sur la symptomatologie, sur les con-
ditions physiologiques, chimiques, vitales, sur la
causalité seconde, sur l'état constitutionnel.* — Aux
exemples à fournir la preuve de ces données premières. A quel résultat arrivent ceux qui ne voyent
dans la dyspepsie qu'un groupe de symptômes ne
reposant que sur des causes externes ? A séparer
ces groupes suivant leur apparence, à différencier
par exemple la gastralgie d'avec la dyspepsie simple,
à faire une scission de nature entre les formes morbides, à retomber dans le nosologisme de Sauvages,
à établir des définitions comme la suivante :

« La dyspepsie est une mauvaise digestion ». Or,
comme la physiologie nous apprend que la digestion
est une opération chimique, mieux vaudrait dire :
« La dyspepsie est une opération chimique défec-

tueuse » (1). Les mêmes ajoutent : « La dyspepsie ne se rencontre pas souvent à l'hôpital » (2).

En tant que maladie chronique oui, la maladie chronique disparaissant devant la maladie aigüe. Mais cependant comment faire cadrer cette rareté avec la définition donnée : « La dyspepsie est une opération chimique défectueuse »... Et dès lors, comment pouvoir admettre rare dans la clientèle hospitalière, une opération chimique défectueuse, alors qu'abondent chez elle les maladies par causes physiologiques !

« Les lymphatiques et les scrofuleux, continue-t-on, ne sont pas sujets à la dyspepsie » ! Le catarrhe intestinal, si fréquent, si répété dans la lympho-scrofule, est considéré comme une *abstraction* et rentre dans la nosographie sous le nom de *diarrhée* !

La physiologie a fait connaître la composition, les réactions et finalement le rôle séparé et d'adjuvant de chaque liquide digestif — rôle antiputride du suc gastrique et de la bile et conditions de la putridité, — action de la pancréatine dans un milieu alcalin, action en partie paralysée dans un milieu acide, etc. — Elle devait fixer sur des bases solides la notion des dyspepsies et on devait pouvoir reconnaître des dyspepsies par déficit d'acide chlorhydrique, des dyspepsies par altération de la pepsine, des dyspepsies biliaire, pancréatique, etc.

Mais dans une foule d'affections du pancréas par

(1) France médicale 1881, page 5.
(2) Thèse d'agrégation, 1878. Des dyspepsies, page 10.

exemple qui auraient dû empêcher l'absorption des matières grasses, on ne retrouvait pas ces matières graisseuses dans les féces, alors qu'on les rencontrait, au contraire, dans le cas où le pancréas était trouvé sain ! Où trouver alors une indication à l'emploi de la pancréatine ici, des peptônes là, etc. ? Est-ce encore dans l'exposition des symptômes ? Mais ils varient peu et un à un peuvent manquer. Que baser du reste sur quelque chose de mobile et de contingent comme le phénomène ! Non, c'est aux conditions vitales de ces phénomènes qu'il faut s'adresser comme représentant cette base qu'on chercherait en vain ailleurs.

Trousseau ne l'avoue-t-il pas quand, parlant de l'action de l'acide chlorhydrique dans la dyspepsie, il écrivait : « S'il fallait analyser les conditions de son succès, on trouverait celles où domine l'*asthénie* générale ».

Le second résultat auquel on arrivait par l'étude exclusive du phénomène était de faire des dyspepsies non des maladies, mais des accidents de la digestion normale ; *il n'y a pas de dyspepsie hors du travail de la digestion, elle n'existe pas entre deux digestions*. (Durand-Fardel).

L'observation réfute par elle-même ces assertions par l'exposition qu'elle donne des formes en lesquelles se résout la dyspepsie, irritation secrétoire, vasculaire ou inflammatoire, névralgique, convulsive, etc., formes plus ou moins unies entr'elles dans les conditions de vacuité ou de plénitude, de repos ou d'activité de l'organe.

Les rapports de liaison, de succession, de coïncidence avec des phénomènes de même nature que
nous aurons à connaître, indiquent que la dyspepsie
n'est pas une maladie du moment, une maladie de
la digestion, un accident.

La digestion peut être et est certainement dans
ces conditions une occasion de trouble, car c'est
surtout dans la mise en action d'une fonction que
son trouble apparaît ; mais l'occasion d'un trouble
n'est pas, dans le fait, sa raison d'être. Nous cher-
cherons bientôt où celle-ci se trouve.

Ce n'est pas seulement aux notions physiologiques
qu'on s'est adressé en pure perte, il faut le dire,
pour avoir le sens exact de la dyspepsie, mais à toute notion variée dont se compose toute maladie.
« La clinique ne peut donner la solution complète
du problème, dit M. le Dr Raymond dans sa thèse
d'agrégation (1878). Le problème clinique doit être
agrandi, accru, non seulement par la notion étiologique, — lisez, *causes secondes* — par la notion
thérapeutique, mais encore et surtout par la notion
pathogénique, celle-ci a forcément pour base l'anatomie pathologique, la physiologie pathologique,
cette dernière dérivant elle-même de la physiologie
normale ».

Et l'auteur poursuit la réalisation de son plan.

Relativement aux formes de la maladie, le mécanisme de la production de la dyspepsie glandulaire
est déclaré resté obscur : est-ce une modification
quantitative, est-ce une altération qualitative du fer-
ment pepsine ? Un excès de mucus sécrété produi-

sant les fermentations butyrique, acétique, telle serait la dyspepsie muqueuse ! L'*hyperkinésie* de l'instestin, produisant la diarrhée et le vomissement et ayant pour opposé l'*akinésie*, formerait la dyspepsie par troubles de la motilité. La dyspepsie par troubles d'innervation aurait pour facteurs l'*hypéresthésie* et l'*anesthésie* de la muqueuse ; la gastrite des ataxiques rentrerait dans cette forme.

La dyspepsie nervo-vasculaire comprendrait des troubles de la circulation générale et un trouble local : ce trouble local serait une imperméabilité des capillaires produite par leur dégénérescence granulo-graisseuse, les troubles de la circulation ne seraient autres qu'une congestion passive créée par un obstacle à son cours, congestion qui parait le point de départ d'une sécrétion anormale de mucus et d'une dilatation réflexe de tous les vaisseaux intra-abdominaux par l'excitation des extrémités intracardiaques, pulmonaires ou hépatiques ! etc...

Sont qualifiés de symptômes généraux de la dyspepsie, par conséquent reliés à celle-ci par un rapport d'effet à sa cause, tout phénomène soit direct, soit sympathique, ou simplement associé à la dyspepsie et pouvant traduire une cause constitutionnelle différente. Apparaissent alors, groupés dans un ordre tout artificiel, des symptômes de catarrhe laryngien, des palpitations cardiaques, des fatigues intellectuelles, des phénomènes de congestion céphalique, des éruptions cutanées, des sueurs locales, etc., tout ce qu'un organisme peut présenter d'état physiologique, de conditions vitales opposées et de

phénomènes associés, de sympathies, etc, et qui
eussent dû être rangés en conséquence, en espèces
différentes. Mais le moyen de pouvoir reconnaître et
étudier des espèces différentes, quand est méconnue
la raison supérieure de ces espèces.

Suit alors la nomenclature de toutes les variétés
dyspeptiques basées sur le symptôme, sur les conditions physiologiques, sur une condition chimique,
probable mais non certaine, dyspepsie névrosique,
atonique, muqueuse, irritative, dyspepsie des vieil-
lards, des adolescents, dyspepsie pancréatique, etc.

Aussi la dyspepsie essentielle est-elle à peine ou
point acceptée !....

La dyspepsie symptômatique paraissant la seule
évidente, tous les états organiques particuliers et
pathologiques généraux qui la provoquent sont tour
à tour mentionnés, dyspepsie par affections médul-
laires, dyspepsie par affections générales de l'économie (fièvres et phlegmasies), dyspepsies par dyscra-
sies sanguines (chlorose, maladie d'Addison, pella-
gre, cachexie, goître exophthalmique), dyspepsie par
empoisonnement autochtone (maladie de Bright,
intoxication urémique), dyspepsie par agents venus
du dehors (tabac, opium, chloral, phosphore, arse-
nic, fer, purgatif, alcoolisme, etc.), dyspepsie des
urinaires, etc. C'est l'histoire de la nosologie entière,
y compris celle des empoisonnements ! Les dyspepsies diathésiques sont mentionnées, mais sans relief
aucun, noyées au milieu des dyspepsies symptômatiques dont on ne paraît pas les différencier.

Dès lors, la thérapeutique devient la thérapeutique des symptômes, des conditions physiques et chimiques de la maladie. A là dyspepsie douloureuse et spasmodique, sont opposés les narcotiques ; les astringents, les amers, les stimulants hypercinétiques, à la dyspepsie atonique ; à la dyspepsie catarrhale et saburrale, les évacuants hypercrimiques, les absorbants, les émollients, les révulsifs ; le régime lacté à la dyspepsie irritative et inflammatoire.

La diastase et ses composés sont appelés à suppléer à la quantité et à la qualité de la diastase naturelle, pour les aliments amylacés ; la pepsine, pour les aliments albuminoïdes, la pancréatine pour les trois espèces d'aliments, etc., etc. !

Nous pourrons répondre que l'anatomie pathologique d'un trouble fonctionnel n'existe pas ; ne peut dès lors servir de base à la physiologie pathologique dérivant elle-même de la physiologie normale ! Et la notion pathogénique, que peut-elle être, sinon négative avec des éléments négatifs ! Restent la notion thérapeutique et la notion étiologique, celle-ci non pas bornée à cette causalité extérieure et diminuée de l'occasion qui ne dit et ne rappelle rien, mais à cette causalité supérieure qui prend naissance dans l'être, le pénètre et agit en lui comme une modalité de la vie.

Nous verrons les clartés réciproques que se portent ces deux notions ; de quelle façon la médication en agissant tour à tour et en même temps sur la vitalité de l'organe malade et sur les synergies organiques, le phénomène morbide disparaît, entraînant avec lui la notion physiologique qui lui paraissait attachée, et dès lors la conception qui résulte de ce spectacle.

Bien autrement donc, l'idée traditionnelle nous livre le sens des réalités.

Les expressions symptômatiques différentes que présente la dyspepsie avaient paru à Cullen dépendre d'une seule et même cause prochaine.

L'idée ancienne a été reprise, étendue et on peut dire transformée.

Pour une maladie, il faut une cause interne, dit Pidoux, et pour une maladie chronique, il faut une cause chronique, c'est-à-dire constitutionnelle.

« L'idée qu'en nosologie, les éléments morbides tels que névropathie, congestion, catarrhe, subinflammation, etc, simples ou associés entre eux et attachés à un organe ou à un viscère ou à un système, l'idée, disons-nous, que ces éléments morbides dans leur production sont soumis à une cause générale constitutionnelle est acquise à une foule d'esprits aussi droits que sincères et suivie de loin par tous ceux qu'une réserve relative à certains endroits retient encore, mais qui ne peuvent méconnaître la part de vérité que cette idée même à leurs yeux renferme.

« Rien d'étonnant que la notion de dyspepsie ne partage le sort commun, ceux-ci disposés à ne voir dans la genèse de la maladie que l'influence des causes physiologiques, ceux-là, sans nier la valeur de ces dernières causes, forcés de reconnaître que pour produire une dyspepsie qui soit une maladie et non un accident passager, il faut plus que les causes physiologiques ne peuvent produire ».

Ainsi la nécessité d'une cause s'impose et son unité. Dès lors, la communauté nosographique d'un groupe de symptômes, malgré leur diversité, est faite, — les expressions morbides, soumises à cette unité, sont différentes d'aspect et de genre, mobiles comme siège, etc., changeantes en un mot. les formes morbides ont leur place délimitée, l'unité qui les gouverne est vue et assurée ; l'harmonie est établie entre les effets et leurs causes, entre les phénomènes et leur substance ; toute induction est juste, toute conséquence légitime.

« Si les dyspepsies, continue Pidoux, n'ont pour cause immanente une maladie interne et profonde, elles ne sont que des symptômes tout abstraits, des troubles physiologiques sans racine dans l'économie, des ombres, des maladies sans corps, de pures abstractions ».

La nécessité d'une cause Une reconnue, elle ne peut représenter comme définition qu'un état anormal, une modification intime et profonde de l'organisme qui contient la maladie et dont la maladie spontanée est l'expression et le caractère particulier, l'origine héréditaire.

Phénomènes dyspeptiques chez le lympho-scrofuleux et l'arthritique catarrhe stomacal, intestinal. Forme douloureuse de la dyspepsie, forme acide, forme flatulente, forme polyurique, forme simple, dyspepsies secondaires, forme nerveuse, forme congestive. — C'est dans ce sens que la dyspepsie demande à être comprise. Elle relève dans ses actes soit du lymphatisme, soit de l'arthritisme surtout. On peut reconnaître à l'une et l'autre de ces causes constitutionnelles ou diathésiques, soit qu'on l'observe chez l'individu ou dans sa race, trois périodes successives : 1º Une période d'instauration, latente, qui ne se traduit que par des signes physiologiques, des manifestations si passagères, qu'elles ne peuvent constituer des états morbides ; 2º Une période d'état où les manifestations morbides plus fixes méritent le nom de maladies, où elles se suivent et se remplacent dans une certaine régularité ; 3º Une période ultime, dite de dégénérescence où les désordres fonctionnels tournent aux lésions, aux maladies organiques.

Une dyspepsie est d'autant plus fixe, a d'autant plus de retentissement, prend d'autant plus aux racines de la vie végétative et de relation qu'elle apparaît ou se perpétue dans cette troisième période. Mais à tout prendre, c'est à la période d'état qu'elle est à observer avec les caractères moyens, qui permettent et facilitent sa curabilité.

Nous ne nous arrêterons pas aux caractères de transmission héréditaire que peut recevoir la dyspepsie comme forme morbide. Mais, nous dirons que la dyspepsie, manifestation de la période d'état de l'arthritisme peut appartenir à tous les âges, enfance, adolescence, maturité, vieillesse.

Si un arthritisme modéré chez les ascendants peut laisser les descendants indemnes ou reculer jusqu'à l'âge adulte toute manifestation, quand la diathèse s'est montrée chez les ascendants intense et profonde, on observe chez les descendants, quelque soit leur âge, des manifestations en premier de la période d'état et même de la période de dégénérescence.

L'influence de la médication sulfureuse sur la dyspepsie exclue l'étude du mode de production des phénomènes dyspeptiques en eux-mêmes. La pratique du reste ne gagne rien ou peu de chose à cette étude qui se dérobe le plus souvent à l'esprit et le jugement y perd en notions premières et élevées, les seules sûres. Ce qui ne veut pas dire que bien de ces points secondaires ne puissent être éclaircis.

Certaines causes, telles que les causes atmosphériques, jouent un rôle d'occasion vis-à-vis certaines manifestations arthritiques. De même que sous l'influence d'un changement brusque de température apparaît un accès d'asthme, sous l'influence d'un orage se développe un accès viscéral douloureux qui se traduit par de fortes coliques et se juge ensuite par un flux catarrhal.

En outre du point de vue originel, il est une question qui sert à établir la nature de la dyspepsie, c'est son rapport de coïncidence, de succession, de balancement avec des manifestions parrallèles.

De toutes ces manifestations, les unes sont assez fixes, comme les migraines qui peuvent durer une suite d'années ; d'autres, si elles sont moins fixes comme accidents du moment, plus transitoires, sont

aussi plus récidivantes, telles les congestions hémorrhoïdaires, les herpés, etc.

Si la plupart ont le mode chronique, elles peuvent
tout aussi bien prendre le mode aigu. Mme L., 42
ans, venait depuis deux ans soigner à Cauterets un
léger catarrhe bronchitique compliqué d'asthme.
Elle se trouvait surtout bien de la dernière saison de
1877 et toute oppression avait disparu, quand, de
retour chez elle, elle est subitement prise d'un fort
rhumatisme vésical, (douleurs aigües, épreintes,
etc). — Après deux jours, ce rhumatisme viscéral
cesse subitement sous une poussée d'eczéma généralisé.

Reste à considérer le symptôme en lui-même et
les formes qu'il présente comme syndrôme.

Que pouvait être ce symptôme, sous quel rapport
devait-il être compris dans la doctrine qui soumet
aux sens la maladie et les phénomènes ? Enoncia-
tion simple, isolement complet ou rapport exagéré
faussement conçu, mécaniquement compris, tel il
devait paraître. Aussi, les éruptions cutanées qui
accompagnent la dyspepsie sont considérées comme
phénomènes simplement concomitants. Les congestions plus ou moins générales qui suivent la digestion chez certains dyspeptiques et les phénomènes
de torpeur, de paresse, de fatigue générale ou intellectuelle qui lui sont liés, sont mis sur le compte
de la digestion elle-même.

Des exceptions et de leur raison, il n'en est point
parlé. Les troubles cardiaques purement fonctionnels qui peuvent apparaître en tout état organopa-

thique sont envisagés sous forme d'asystolie et la dyspepsie serait symptômatique de cette attaque d'asystolie, d'autrefois en serait le prélude. Et de même des considérations relatives à la sensibilité, aux diverses sécrétions, aux divers troubles d'organes qui peuvent n'avoir avec la dyspepsie qu'un rapport d'étiologie constitutionnelle.

Considérez au contraire le dyspeptique à là lumière de l'étiologie constitutionnelle. Chez le lympho-scrofuleux, vous trouvez cette inappétence particulière, tantôt vrai sommeil de la fonction, coincidant avec des sensations perverties (amertume, sensations variées), malgré un état normal des parties (langue rouge normale, saburrale), tantôt cette inappétence liée à un certain trouble catarrhal. Le fait inverse se présente et vous observez aussi de gros mangeurs, des appétits insatiables qui semblent prendre toute leur force au monde extérieur, la force innée des tissus paraissant diminuée chez eux.

Mais, chez les deux, vous rencontrez ces congestions faciles, ces rougeurs de visage qui suivent l'ingestion alimentaire et en même temps ces palpitations cardiaques, qui simulent la lésion de l'organe, ces fatigues musculaires ou intellectuelles qui précèdent ou suivent la moindre marche, le moindre travail de l'esprit.

Synthétisant cette réunion de faits et quelle que soit l'apparence, l'esprit aperçoit dans ces états locaux et cette réaction congestive qui est le mode commun des réactions de la lympho-scrofule, d'autant plus forte que la vie fonctionnelle est faible, l'esprit, disons-nous, aperçoit qu'un même élément les produit et les dirige, l'*atonie* ou *asthénie*.

Syndrôme en un point, les symptômes s'isolent dans un autre. Observez plutôt le catarrhe : si l'expuition pituiteuse, si la diarrhée se montrent isolément chez le lympho-scrófuleux, chez l'arthritique se montre de préférence, et en dehors de l'alcoolisme, ce flux spontané et jusqu'à un certain point copieux, qu'on connaît sous le nom de pituite stomacale, en sorte qu'un même symptôme faitchez le lympho-scrofuleux la forme catarrhale intestinale et chez l'arthritique la forme pituiteuse stomacale. Nonpas que la diarrhée, phénomène isolé, ne puisse être de nature arthritique, succédant à une affection cutanée réprimée ou spontanément guérie, mais elle apparaît plus souvent au milieu de phénomènes analogues, tels que flatulences, lourdeurs, crampes, pyrosis, pituites, contrairement à sa parallèle, la diarrhée de nature lympho-scrofuleuse, qui reste plus isolée et particulièrement ne s'accompagne pas ou peu de catarrhe correspondant de l'estomac.

Quoiqu'il en soit, la diarrhée arthrique semble une crise, comme le dit M. N. Gueneau de Mussy, qui ne trouble pas la nutrition, participant ainsi d'un caractère actif que n'a pas sa congénère, la lympho-scrofuleuse liée à un état d'*atonie* de tissu, caractère actif qu'elle perd peu à peu pour aboutir à cette diarrhée, dite herpétique, c'est-à-dire d'un arthritisme dégénéré et qui atteint profondément la nûtrition.

Correspondant à sa nature de crise, le flux arthritique est séreux, bilieux, le plus ordinairement copieux, moins continu que la diarrhée lympho-scrofuleuse ou le flux herpétique en lequel il dégénère.

La diarrhée lympho-scrofuleuse est tour à tour une diarrhée séreuse et stercorale ou l'une et l'autre, suivant l'occasion, froid ou constipation. Mais la répétition du même flux catarrhal n'est pas sans provoquer un degré de plus d'irritation locale et parfois sur des selles normales s'observe une sécrétion dysentérique. Nous nous souvenons avoir eu à soigner chez une jeune femme, à plusieurs reprises, des crises de douleur aigüe qui avait pour point de départ un point limité du colon descendant. Nous ne trouvâmes d'autres raisons de ces crises qu'une sécrétion *épithéliâle* et *sanglante* sur des matières normalement moulées. Et de fait, un traitement dirigé dans le sens d'une modification locale (purgatifs salins répétés) fit disparaître et la sécrétion anormale et la douleur corrélative.

Nous mettons sur le compte de l'herpétisme et de la lympho-scrofule ces diarrhées périodiques du matin suivies le soir de selles solides et que le sommeil semble avoir provoquées. M. Gueneau de Mussy les rattache à un affaiblissement de l'innervation intestinale pendant le sommeil qui est lui-même un acte nerveux. C'est toujours l'élément qui domine dans le lympho-herpétisme et la lympho-scrofule, l'asthénie.

L'élément douleur qui renferme tous les termes compris entre la simple sensibilité, le moindre endo-

lorissement de l'organe gastro-intestinal jusqu'aux
crampes qui l'assiègent, paraît plus du domaine de
l'arthritisme. A l'arthritisme appartiennent ces lourdeurs, ces pesanteurs faites d'une douleur vague et
sourde qui accompagnent la période de digestion et
qui par leur retentissement sympathique font cet
accablement général accompagné de légers frissons,
de torpeur intellectuelle, etc. C'est en petit ce que
d'autres dyspeptiques ressentent d'une façon plus
aigüe : des crampes stomacales et intestinales avec
irradiations abdominales et surtout rénales survenant par crises et ne s'épuisant que lentement.

Et de même de ces phénomènes de chaleur, cuisson, pyrosis, spasme, qui du viscère stomacal s'élè-
vent le long du conduit œsophagien et qui font la
dyspepsie acide, au même titre que les précédents
formaient la dyspepsie douloureuse !

Bien de ces fatigues digestives accompagnées de
nausées, pituites et vomissements, dans certaines
conditions d'asthénie acquise, de fatigue physiologique sont particulièrement tributaires d'une médication tonique et par conséquent sulfureuse.

On les voit également disparaître par des préparations alcooliques qui dans d'autres conditions rap-
pellent et exagèrent les symptômes, tels que spasme,
chaleurs, etc.

Que dire de la forme flatulente de la dyspepsie ?
Sa création est certainement plus artificielle que
naturelle, car elle indique plutôt un phénomène
qui en domine d'autres qu'un symptôme isolé.

Aussi sa co-existence avec ses analogues est-elle

commune. Vous la rencontrez au milieu de pesanteurs, de crampes douloureuses, de fluxions diarrhéiques, plus souvent sur un champ physiologique d'arthritisme ou de lympho-arthritisme que de lympho-scrofule.

Chez une jeune femme, elle se présente avec les détails suivants :

Avant le repas, vomissements pituiteux. La digestion à peine commencée, des baillements surviennent, accompagné de crachats liquides et bientôt de vomissements alimèntaires plus ou moins complets. Vers la fin de la digestion, dans la nuit ordinairement, des gaz naissent spontanément et en nombre et une diarrhée lientérique copieuse suit ; le lendemain retour de la constipation.

L'exagération d'un phénomène lymphatique en place d'un phénomène appartenant en propre à la dyspepsie, fait d'autres formes, la forme polyurique par exemple. Mme L.., 36 ans, se présentait avec le tableau suivant : Comme manifestation lymphatique, adénite sous maxillaire , insomnie, migraines, en fait d'herpéthisme, et se rattachent à l'une ou l'autre de ces causes, peut-être aux deux, des congestions céphaliques faciles, des menstruations abondantes et prolongées. Sur cet état général est entée une dyspepsie dite acide, faite de chaleur gastrique, pyrosis, etc. La quantité d'urine excrétée varie longtemps entre 3 litres et demie, 4 litres en moyenne. La guérison ne se poursuit que lentement.

Cette polyurie, cette excitation fonctionnelle est le plus souvent l'occasion d'un départ de gravelle urique qui n'était même pas soupçonnée ; à peine si quelquefois une gêne plus ou moins lourde correspondante à la région des reins en témoigne l'existence.

La forme simple embrasse tous les symptômes, mais en ce sens qu'ils n'empiètent pas sur leurs congénères d'une façon première et leurs rapports plus simples, sont mieux perçus soit entr'eux soit vis-à-vis leur cause constitutionnelle. Il n'est pas, en effet, que des dyspepsies essentielles d'origine spontanée, il en est qui, naissant à propos d'une maladie d'organe quelconque, sont pour ce motif dites secondaires et sous le nom de troubles gastriques symptomatiques ou sympathiques paraissent envisagées comme d'une nature différente.

On peut par exemple observer l'influence d'un catarrhe utérin sur des troubles dyspeptiques qu'il maintient et reproduit à nouveau. Le catarrhe utérin peut recevoir un coup de fouet de l'excitation des eaux, et loin d'influer en plus sur le trouble dyspeptique, celui-ci s'atténue dans une proportion contraire à l'amélioration de l'organe utérin dont il précède la guérison

Il est un mode qui crée une résistance à la médication, c'est le mode nerveux. Physiologiquement, on connaît l'influence du système nerveux sur la vie des tissus ; l'état pathologique paraît la maintenir. Observons plutôt le faisceau symptômatique que ce mode éveille : circulation troublée, palpitations, réfrigérations subites et partielles. — Insomnie, toux sèche, nerveuse. — Perte complète de l'appétit, lourdeurs, tension douloureuse de la région, sensation de pression, de tiraillement.

Et avec cette situation fonctionnelle, état en apparence normal, ou du moins qui se maintient tel, de la vie végétative, de la vie de relation ! De pareilles conditions, on le comprend, masquent tout ce qui a rapport à la dyspepsie ; toute médication ne peut viser exclusivement que ce trouble nerveux.

Est-il atteint, que tout phénomène attenant à la dyspepsie, s'il y a dyspepsie, disparaît ou à peu près.

Ce n'est pas seulement sur la prédominance des symptômes que s'établissent les formes morbides, la réaction générale de l'être qui a sa base dans le système circulatoire, auquel s'adjoint le système nerveux, introduit une forme commune à la lympho-scrofule et à l'arthritisme, mais avec des différences particulières, la forme congestive.

La congestion est un phénomène d'ordre local et général et appartient à un ou plusieurs organes, à un département d'un système, à un système en entier. Elle se présentait sous formes de bouffées de châleurs à l'estomac, à la tête, à la poitrine, chez un lympho-arthritique, qui en même temps excrétait de la gravelle urique, était en plus variqueux et hémorrhoïdaire.

Chez un arthritique, qui plus tard mourut de néphrite interstitielle, les congestions étaient plus locales encore. Subitement il était pris d'obnubilations, de scotôme, brillant de l'œil ; dans une occasion on le vit pris d'un mouvement de rotation de gauche à droite, tourner sur lui-même contre toute influence de sa volonté et tomber sur le sol.

Nombreuses sont les manifestations arthritiques qui revêtent le cachet congestif, en dehors de celles qui, comme la congestion hémorrhoïdaire, jouent un rôle de phénomène critique. Quelle différence établir donc entre la congestion du lymphatique et la congestion de l'arthritique ?

La différence de la nature qui préside à ce mode et qui le fait phénomène actif dans l'arthritisme, phénomène passif dans la lympho-scrofule.

Revenons à ces phénomènes dyspeptiques, aux formes qu'ils revêtent et voyons leur évolution sous l'influence de la médication thermale.

Influence de la médication thermale sur la dyspepsie atonique. Action lente. Action par crises. L'action tonique fait disparaître même les phénomènes de la dyspepsie acide ; les conditions vitales priment les conditions chimiques. Apparition de phénomènes dyspeptiques par l'eau sulfureuse. Action directe sur le catarrhe intestinal. Action indirecte sur la douleur, les flatulences. — Il est des dyspepsies uniquement faites d'atonie. Symptômatiquement elles ne diffèrent pas des autres (lourdeurs, flatulences etc). Mais ces phénomènes sont intermittents ; l'appétit, s'il est irrégulier, est quelquefois bon. Ne vous attendez pas à trouver cet état dyspeptique ordinairement isolé chez le lympho-arthritique, mais compliquant par exemple un état catarrhal des voies supérieures (laryngo-bronchite) auquel très arbitrairement on le soumet comme origine. — Comment s'étonner dès lors et qu'on observe peu de dyspepsie chez le lympho-scrofuleux, et qu'il ne soit point parlé de l'influence du tempérament, de la diathèse sur la dyspepsie ! — L'atonie du reste se traduit ailleurs en atonie respiratoire (anhélation, respiration courte), en palpitations cardiaques, en réactions faciles et fortes. Cette atonie peut-être relative, car souvent l'état des forces se trouve et se maintient bon.

Le traitement donné avec prudence et modération produit l'excitation circulatoire et réveille de légères douleurs musculaires.

Mais l'action tonique, qui finalement résulte de la médication atténue considérablement ces atonies et fait disparaître tout phénomène dyspeptique.

Voici plus d'atonie encore chez une jeune femme de 30 ans. Son père était asthmatique, sa mère lympho-arthritique fut longtemps affectée de migraines. Elle est dyspeptique. Son appétit est irrégulier : des tiraillements d'estomac accusent la faim, mais ce sentiment s'éteint aux premières bouchées. Les digestions sont difficiles : gonflement de gaz après le repas, crampes, baillements, vertiges, agacement nerveux. Puis fatigue des extrémités. Oppression le matin. — Palpitations cardiaques. — Réactions congestives. — La médication atténue et fait disparaître la plupart de ces phénomènes et amène la complication d'un urticaire qui passe assez rapidement.

Il est parfois surprenant d'observer avec quelle rapidité certains phénomènes dyspeptiques disparaissent sous l'influence tonique de la médication, nous disons tonique, car cette amélioration survient sur les phénomènes d'excitation de la médication, tels que cauchemar, agitation, etc., non suivis de perturbation.

Cette disparition d'un ou plusieurs symptômes de dyspepsie se poursuit autrement qu'à froid, à travers quelque phénomène inattendu, spontané et qui emprunte à ces deux chefs son caractère de crise. M. L., 43 ans, lympho-arthritique, souffre depuis quelque temps de récidive de symptômes dyspeptiques, diarrhée habituelle se compliquant dans l'après midi d'accès douloureux (sensation de vrille), qui ont leur point de départ dans la région gastro-intestinale et s'irradient dans la région des reins, des lombes, de la surface abdominale etc. Sans autres soins particuliers que ceux résultants d'une hygiène bien entendue, M. L., à la suite d'une de ses crises plus douloureuse encore que d'habitude, est pris d'une diurèse *urinaire copieuse* et répétée et la douleur s'arrête inopinément, faisant place à une période de calme et de répit qui dure plus que d'habitude.

Nous choisissons ce fait parce qu'il est un exemple d'un mode de guérison dû à la nature et qu'on retrouve dans l'action d'une médication, quand elle est consentie par la nature.

Si la dyspepsie est souvent chez l'arthritique une manifestation isolée, elle l'est moins chez le lympho-arthritique qui présente une manifestation lymphatique plus en vue et qui souvent masque la manifestation arthritique.

A priori, il semble que des phénomènes d'aigreur, des sensations de châleur, brûlure, sont dûs à une condition acide de l'estomac, et il paraîtrait que pour les faire disparaître serait nécessaire, au moins à titre adjuvant, une médication alcaline créant une condition opposée. Et cependant la simple médication thermale qui se résout en action tonique suffit à faire disparaître ces signes plus particuliers, preuve que les conditions vitales des organes priment leurs conditions chimiques.

Pour que le symptôme disparaisse, il faut sans doute que la médication sulfureuse élève la *vitalité* de l'organe. Mais dans ce fait il y a du plus et du moins, et si la disparition du symptôme correspond à une surstimulation de cette vitalité, son apparition qui a aussi ses conditions vitales, se montre quand il est fait appel à cette vitalité dans certaines limites. C'est là le secret de ces manifestations de phénomènes dyspeptiques sous l'action de l'eau sulfureuse chez des arthritiques affectés de névralgie, de gravelle, etc, comme de ces symptômes surajoutés à ceux déjà existants, faits du reste pour disparaître sous une action commune ultérieure. Concevez au contraire une diminution de vitalité, et vous aurez un fait non moins commun, l'absence du symptôme même en face de la lésion. Pour la même raison, des phénomènes exagérés, comme le seraient des fringales subites au milieu d'une inappétence ordinaire, rentrent de par la médication dans l'ordre normal. De même donc que les phénomènes dyspeptiques disparaissent sur une stimulation de leurs conditions vitales, de même aussi les digestions s'harmonisent et se régularisent par l'acquit de ces conditions.

Ce n'est cependant pas indifféremment chez l'arthritique et chez le lympho-scrofuleux que les phénomènes se réveillent. Chez l'arthritique, l'eau sulfureuse n'agira en rien sur l'appétit ordinairement bon et uniforme, mais développera de la chaleur stomacale, des crampes, et plus tard quelques vomissements glaireux. Et dans un autre ordre, du prurit génital, de la congestion hémorrhoïdaire, quelques douleurs articulaires et musculaires, l'excrétion de sable urique, apparaîtront et comme l'origine de ces phénomènes nouveaux se fait sur un mode vif, aigu, physiologiquement, les réactions seront vives, se feront avec des phénomènes de congestion vers l'extrémité supérieure, bouffées de chaleur, céphalalgie etc, d'autant mieux que l'élément lymphatique du lympho-arthritique les favorise.

En plus, par les transitions atmosphériques surviennent de ces perturbations qui parfois favorisent une crise, « crampes, vomissements, fluxion intestinale ». Une susceptibilité particulière parfois y prédispose : on sait en effet que, chez certains, une odeur, la vue même d'un objet pénible, provoque au vomissement.

La production nouvelle et l'évolution de quelques-uns de ces phénomènes dyspeptiques est traversée d'une ou plusieurs crises diarrhéiques qui ne sont

pas toujours curatrices, mais qui, avec un relève-
ment ou un bon état général des forces, le deviennent à un moment, fait auquel peut arriver une
médication artificielle, imitant les voies et les procédés de la nature.

Chez le lympho-scrofuleux, au contraire, le phénomène le plus fréquent que réveille l'eau sulfureuse — nous devrions dire la médication sulfureuse,
car toute médication exclusivement externe peut lui
donner naissance — est la diarrhée. Facilement
provoquée, on la trouve rebelle à la médication qui
lui correspond ou récidivant dès qu'elle cesse.

Aussi pour être tolérée, faut-il éloigner les doses
de l'eau sulfureuse en boisson, les atténuer, la faire
même disparaître, pour un temps ou tout à fait.
D'autrefois cette sensibilité à la fluxion n'est qu'un
fait du début et la muqueuse de l'organe acquiert
peu à peu l'habitude du nouveau médicament qui
lui est adressé.

Ce n'est pas toujours une fluxion séreuse que provoque l'eau sulfureuse, mais aussi une diarrhée
dysentériforme. L'excrétion épithéliale, qui est sa
caractérisque, quand la modification se fait vers le
rectum, s'accompagne de quelques épreintes, châleurs... Quand ce sont des portions plus élevées
qui sont affectées, le phénomène douleur peut dominer toute réaction.

Cette fluxion diarrhéique provoquée et qui traduit
une action irritative serait plutôt favorable que nocive, car elle accompagne souvent un retour de la
fonction digestive entière et l'action irritatoire, dite

substitutive, dans les conditions vitales ordinaires du tissu, est le point de départ de toute action locale tonique c'est-à-dire modificatrice.

C'est ce qui fait que si l'eau sulfureuse agit comme provocatrice de la diarrhée, elle agit aussi comme curatrice. Nous avons pu observer une diarrhée qui durait depuis six mois cédant aux premières verrées d'eau.

Sur les éléments tels que la douleur, les flatulences, la médication n'agit pas primitivement, mais à titre préventif. Encore faut-il ajouter, au point de vue des flatulences, que la médication thermale agit sur la contractibilité musculo-intestinale.

C'est donc sur l'origine du phénomène et non sur le phénomène que s'établit la curation. Or, l'origine du phénomène ou sa cause, se trouve dans l'état général. C'est donc dans l'action générale qu'il faut chercher la raison de curabilité de toute maladie chronique.

Action générale stimulante, disposant aux crises. Fixité ou fugacité des phénomènes dyspeptiques ! Indication générale des eaux sulfureuses et alcalines. — On sait que le dernier terme de l'action curatrice est le redressement de toutes les fonctions. Ce redressement se fait lentement et harmoniquement sur la stimulation première au gré de l'organisme, de telle ou telle fonction qui retentit sur les congénères de façon à soulever en un même consensus l'unité organique.

L'acte qui le traduit s'établit isolément sans rien

réveiller des synergies organiques; mais chez le lympho-scrofuleux ces synergies se réveillent, tous les systèmes prennent leur part de l'excitation thermale : le pouls est vif, la peau chaude, des mouvements congestifs se portent à la tête, il y a de l'insomnie, etc.; ces phénomènes sont même poussés quelquefois à l'extrême, ce qui constitue une vraie perturbation; bref, l'organisme est disposé à cet état de crises qui précède si souvent l'amélioration ou la disparition d'une manifestation comme la dyspepsie chez l'arthritique, car l'arthritique est de sa nature disposé aux crises. C'est donc l'élément lympho-scrofuleux qui fait la disposition à cette stimulation exagérée; on voit dans quelle mesure il peut en faire profiter l'arthritique auquel il s'unit et dans quelles conditions curatives physiologiques se trouve par conséquent le lympho-arthritique. La stimulation et son résultat, la tonicité, est une condition de la crise. Il faut se rappeler en effet que la crise est un acte curateur, c'est-à-dire conservateur et la condition première de sa production, pour qu'elle soit favorable, est que l'état général réponde à sa fin et à son but curateur. C'est pour cela qu'elle est plus commune dans l'arthritisme, diathèse des forts, que dans la lympho-scrofule, diathèse des faibles.

Dans les conditions opposées, intensité de la cause affective, affaiblissement relatif de l'état général, la crise peut avoir lieu, être suivie d'une amélioration momentanée mais qui ne dure pas et la maladie rentre dans sa forme dont elle a essayé de sortir ou acquiert une forme nouvelle ou mixte (forme gastralgique devenue forme catarrhale ou forme catarrhale et gastralgique réunies).

La congestion générale propre au lympho-scrofuleux, la congestion locale propre à l'arthritique, font la difficulté d'un traitement thermal, qui agit principalement, surtout dans ses applications externes, par ses réactions. Cet état réactionnel s'approprie, en fait de médication externe, les températures modérées uniformes ou à transition limitée. Par l'accoutumance, il est vrai, les réactions s'amoindrissent et rentrent dans le domaine normal.

Les phénomènes dyspeptiques, qui ont le caractère d'atonie, sont remarquables, avons nous dit, par leur curabilité sous l'influence de l'action tonique de la médication thermale. Parfois cependant, on les trouve rebelles à la médication. Et ainsi, de ces mêmes phénomènes qui se présentent chez l'arthritique avec un caractère de tonicité générale et locale. Ces caractères de fixité ou de fugacité tiennent-ils aux actes eux-mêmes ou en sont-ils indépendants? Il est incontestable que des manifestations, comme la dyspepsie renfermant en elle-même un certain nombre d'actes, se continuent dans le temps et que si leur superficialité et leur fugacité tiennent à la modération de la cause affective qui se juge par le plus ou moins d'antécédents héréditaires, leur fixité et leur durabilité tiennent à l'intensité de la même cause, souvent indépendantes de l'état fonctionnel du sujet.

Eaux alcalines et eaux sulfureuses se partagent le traitement de la dyspepsie essentielle. Ce traitement obéit donc à une indication. Où prendre la base de cette indication, sinon dans la considération synthétique du sujet plus que dans le symptôme qui ne dévoile pas les réalités affectives. Pidoux avait déjà saisi la raison de cette double médication. Si Vichy est l'aboutissant des dyspeptiques forts, des arthritiques, les eaux sulfureuses sont l'aboutissant direct des lympho-arthritiques ; lympho-scrofuleux ou lympho-arthitiques exigeront l'emploi du traitement sulfureux devant des phénomènes d'altération nutritive, d'asthénie des forces vitales et toutes les formes qui répondent à cette asthénie.

CHAPITRE VIII.

Troubles utérins et maladies utérines. L'*asthénie* est leur condition vitale ordinaire liée du reste à la lympho-scrofule. — *Asthénie* dans la métrorrhagie fonctionnelle ou non. — Action du bain chaud, de la douche chaude vaginale, de la douche donnée comme moyen perturbateur. — Action sur l'hémorrhagie, sa durée, son retour. — Aménorrhée, sa condition vitale est la même que pour la métrorrhée. Effet de la médication sulfureuse sur elle. — Névralgie, ses degrés; névralgie bombo-iliaque, déplacement utérin. — Action élective de la médication sulfureuse sur l'utérus. — Leucorrhée, ses rapports avec la métrorrhée cataméniale. Influence sur elle du traitement général et du traitement local, de la douche chaude principalement. — Catarrhe morbide, métrite du col. — Etat de certaines métrites mixtes à leur arrivée. — Congestion régulière de l'utérus et ses annexes. — Anémie utérine. — Influence de l'arthritisme. — Hydrorrhée.

Maladies utérines. — Nous n'en sommes plus à prouver l'évidence, nous voulons dire l'influence sur les localisations morbides, des causes générales constitutionnelles ou diathésiques. S'imposant dans tous les organes et pour toutes les fonctions, leur vérité se dégage de leur universalité, comme celle-ci de leur nécessité. A ce titre, elle apparaît avec les mêmes caractères dans l'histoire des troubles utérins et se dégage avec la même clarté de l'étude complexe, mais comparative des faits.

Etudions donc les troubles fonctionnels relatifs à l'utérus.

Asthénie. — Une des conditions vitales les plus générales que nous ayons vu dominer les manifestations morbides — et si elle domine leur évolution, on nous accordera sans peine qu'elle préside à leur naissance — est bien l'*asthénie.*

Elle est, nous l'avons dit, la caractéristique des actes de la lympho-scrofule, physiologiques ou morbides, et il suffit de la combattre pour redresser de ce seul fait l'acte qu'elle dirige.

Or, la lympho-scrofule pèse sur l'utérus de tout le poids que donne à celui-ci son importance, nous voulons dire son fonctionnement périodique, la valeur de ce fonctionnement, les sympathies qu'il réveille, sa continuité d'organes avec lesquels il est en rapport fonctionnel, etc. Il n'est donc pas possible que la condition vitale commune, l'*asthénie,* ne préexiste pas à l'état fonctionnel de l'organe comme à sa nutrition, en un mot à sa vie locale.

Métrorrhagie. — Un des premiers actes par lesquels elle se traduit est l'hémorrhagie, nous entendons cette hémorrhagie qui bien que faisant partie d'une fonction, en outrepasse les caractères comme durée, abondance, complications et inconvénients de toute sorte locaux ou généraux et mérite le nom de métrorrhagie.

Encore cette métrorrhagie offre-t-elle des modalités.

Elle pourra se caractériser par son abondance dans une durée normale, n'entraînant après elle qu'une certaine fatigue, donnant l'éveil à une mani-festation comme la migraine.

Cette métrorrhagie se répètera, deux, trois, quatre fois dans le mois, avec une abondance relative, que l'occasion peut exagérer.

Cette reprise, cette récidive de l'hémorrhagie, peut se rapprocher le plus près possible de façon à établir une menstruation de huit, dix jours, mais avec des caractères d'irrégularité et d'inégalité qu'on retrouvait dans le type précédent.

Est-ce bien l'âge qui introduit la modalité sui-vante ou relève-t-elle plutôt des deux modes d'action de l'*atonie* dont, si nous connaissons l'une, nous allons rencontrer l'*autre*? Toujours est-il qu'en pleine maturité ou vers l'âge de la ménopause la menstruation ordinairement forte s'irrégularise en ce sens qu'elle fait défaut comme fonction, 2, 3 et 4 mois. Mais l'indolence de la fonction qui se traduit en défaut d'excitation spontanée ou organique, se retrouve dès que cette excitation a abouti sous l'in-fluence de la médication thermale.

L'exagération de la fonction se fait alors en intensité de l'hémorrhagie, en durée, en résistance des médi-cations artificielles qui lui sont opposées.

Nous nous souvenons avoir eu à combattre de ces métrorrhagies mensuelles pendant 12 et 15 jours : l'arsenal thérapetique avait été épuisé et il nous fal-lut la douche froide générale accompagnée de forts jets chauds ou modérés sur les épaules, — une médication perturbatrice en un mot — pour arriver, avec l'aide du repos, à un arrêt que tous les moyens nous avaient refusé.

Action des bains chauds et des douches chaudes. — On a vanté dans semblable occurence l'intervention de bains chauds ou d'une douche vaginale chaude. Le moyen est en effet opportun et ordinairement suivi d'effet. Il était employé avec succès par une de nos clientes à la condition qu'elle ne dépassât pas une certaine température que l'expérience lui avait apprise. Cette température était-elle dépassée de quelques dixièmes de degrés que l'effet inverse était obtenu, la perte augmentait d'intensité.

Il n'est donc permis de s'adresser à ce moyen qu'à bon escient, c'est-à-dire dans les conditions connues. Dans ces cas où, après avoir épuisé tous les moyens, il faut aller à un succès certain, nous aimons mieux avoir recours à la perturbation générale provoquée par la douche. Ce moyen ne nous a pas encore fait défaut.

Depuis plusieurs années nous soignons à Cauterets deux sœurs chez lesquelles un même tempérament se traduit sous deux formes opposées. L'une vive, montée en couleur, aux réactions congestives, se trouve particulièrement bien de la douche. L'autre calme, à teint mât, supporte bien le bain sulfureux alors que la douche agit en perturbant. Or, les époques sont longues et abondantes, récidivantes sous les moindres occasions, une fatigue, une montée à cheval, etc., et résistant à toute médication, ce qui les prolonge 12, 15 et 18 jours. Connaissant la réaction particulière de la jeune fille à l'endroit de la douche, le 5ᵉ jour de ses époques, j'en ordonnais une. Elle eût l'effet ordinaire, perturbateur et entraîna l'arrêt subit, sans inconvénient de la fluxion.

Quelle est dans ces conditions l'action de la médication thermale ? A priori, elle ne peut être que ce que nous l'avons rencontrée ailleurs, action d'excitation locale qui, si elle peut rester action excitante, congestive, peut s'élever et acquérir d'emblée l'action stimulante, stimulation directe ou reflexe provenant d'une action générale sur l'organisme et retentissant sur l'organe. Et de fait qu'a-t-on à observer ? Une fonction cataméniale, d'une durée de 6, 8 jours, rentre, de par la médication thermale, dans la durée normale de 4 jours ; elle se trouve en outre avancée dans son retour ; d'abondante, elle est rendue modérée.

Excitation pondérée en un point, elle est stimulation régulière en les autres. Si l'excitation, congestive dans un cas, laisse l'hémorrhagie à elle-même, ou la rend plus vive et plus continue, en autre cas, elle la modère et l'arrête, ayant à faire à un tissu dont l'irritabilité fait la contractilité. Ce sont là les termes d'une action commune dans laquelle la vie intervient. L'arrêt ou l'augmentation de la perte par le bain chaud est le témoignage ou du réveil de la contractilité de l'organe ou de la congestion du calorique supérieure comme acte à celui de la contractilité.

Si une médication vive était tout dans la provocation et le retour d'une hémorrhagie utérine, celle-ci prendrait le caractère d'une hémorrhagie active, parfois le meilleur remède à opposer à l'hémorragie passive.

On trouve en effet dans le cours d'une médicatiou thermale des exemples de pertes hémorrhagiques, répétées, mais courtes, successives, portant en elles, c'est-à-dire dans le caractère que leur imprime la cause provocatrice, leur remède.

Aménorrhée. — A la métrorrhée se trouve opposée l'aménorrhée. Celle-ci s'entend plus d'une absence relative de la fonction, de son irrégularité, de son apparition éloignée et de quelques heures et très limitée comme perte, que de son absence absolue. Elle se rencontre du reste dans les mêmes conditions vitales que son opposée, états plus ou moins physiologiques se rapportant au lymphisme et à la lympho-scrofule, même avec le mode congestif, états morbides se rapportant à la même cause constitutionnelle, bronchites symptômatiques, catarrhes, dyspepsie, etc. Le traitement thermal avec ses nombreux moyens d'action est souvent impuissant à détruire l'aménorrhée; il produit tous les accidents attachés à une médication intensive, sans ébranler la fonction en vue de laquelle il est établi. Parfois cependant il la rétablit dans tous ses caractères physiologiques. Plus souvent, il la provoque mais dans de petites proportions et un mode particulier d'application des eaux, le plus souvent quelques bains de pieds, est nécessaire pour la rétablir dans la

normale. Encore faut-il ajouter que cette balnéation inférieure peut agir en sens inverse ; est
ce action perturbatrice, absence même d'action,
c'est-à-dire coïncidence, le fait est qu'on voit parfois
un molimen s'arrêter dont on espérait une poussée
par ce moyen adjuvant !

Une jeune femme ne nous pardonna pas dans ces
conditions d'avoir ainsi *arrêté ses époques*.

L'*atonie* est toujours l'élément dominant ; tout à
l'heure elle se traduisait par des hémorrhagies
faciles, longues, rebelles au traitement. Ici et tout
aussi bien elle se révèle par un défaut d'excitabilité
en sens inverse.

Métralgie. — Quel rôle jouerait cette *asthénie*
dans la production de la métralgie ? Théorique-
ment et *à priori,* on comprend qu'un organe faible
soit un organe irritable. Toujours est-il qu'on peut
observer particulièrement les menstruations douloureuses chez les lympho-scrofuleux. Ces douleurs
sont rarement accusées quand elles prennent la
forme d'endolorissement, de tension, de pesanteur,
de maux de reins, plus avouées quand elles se présentent sous forme de points névralgiques avec irra-
diation dans les cuisses, et réclamant une médication,
quand elles se traduisent en contraction, tranchée
utérine. Chez une jeune fille lympho-arthritique,
l'intensité de ces coliques utérines allait jusqu'à
provoquer des syncopes. Le traitement thermal put
prévenir ces douleurs et donner un molimen normal.

La liaison de l'élément douleur avec la fluxion

s'accuse dans son mode de disparition. L'arrêt de la fluxion hémorrhagique en effet suspend la douleur et le médicament qui agit sur elle, agit aussi sur la douleur.

C'est ainsi que nous avons pu jusqu'ici être témoin des effets curateurs de l'ergotine et c'est probablement à un effet analogue qu'est dûe l'action à froid du traitement thermal à titre préventif, dans l'exemple que nous venons de rapporter.

Sans doute la douleur a son point de départ dans l'utérus et ses irradiations rénales, lombaires, abdominales, fémorales, peuvent manquer comme elles peuvent exister seules en dehors de la douleur primitive.

Elles apparaissent alors spontanément ou dans le cours d'une médication comme la médication thermale et sont calmées soit par le repos, soit par la médication opiacée.

La névralgie lombo-iliaque qui surgit dans ces conditions comme sous l'influence provocatrice de la médication thermale, si elle est récidive, disparaît par cette même médication thermale. On usera donc de précaution dans l'emploi de toute médication minérale qu'on pourrait plus laisser prendre qu'adresser à une personne qui vient de subir une névralgie lombo-iliaque.

Mme L., 48 ans, lympho-arthritique, affectée d'une névralgie lombo-iliaque symptômatique d'une affection utérine, ne souffre plus de puis deux mois.

Passant quelques jours au bord de la mer, elle ne résiste pas au désir de prendre quelques bains, qui renouvellent sa névralgie. Quelques soins particuliers la débarrassent. Dans son court séjour à Cauterets, une douche chaude et tiède rappelle la névralgie, une nouvelle douche modérée et chaude (36°) la fait disparaître, aidée d'un lavement laudanisé.

Tout traitement extérieur est interdit.

Névralgie, douleurs rénales et abdominales, etc., quand elles ont pour cause un état congestif de l'organe, comme on le remarque dans des cas de menstruation irrégulière, disparaissent assez facilement sous l'influence uniformément stimulante de la médication qui régularise l'acte cataménial. Ces mêmes phénomènes sont-ils sous l'influence d'une antéversion légère, d'une latéro-flexion, disparaissent en partie par l'emploi d'une ceinture hypogastrique. Certaines de ces déviations, modérées, il est vrai, après une saison de bains et douches, par l'harmonie que la médication imprime aux divers actes de l'organe, voient disparaître partie de ces phénomènes, ceux-ci plus attachés à l'état anatomique de l'organe qu'à sa déviation.

Action élective de la médication sulfureuse sur l'utérus. — Il n'est guère de ces symptômes qui ne puissent naître par l'effet de la médication minérale, témoignant de l'action élective que peut prendre l'eau sulfureuse vis-à-vis la sensibilité de l'organe. M. le Dr Caulet a été à même d'étudier plus particulièrement l'action pathogénétique des sources de St-Sauveur. « Un des premiers phénomènes écrit

notre distingué confrère (1), par lesquels la cure de
St-Sauveur manifeste son action élective sur l'appareil génital de la femme, est une sensation spéciale,
nullement pénible, éprouvée dans la région du
bassin. Les malades l'accusent en disant qu'elles
sentent leur matrice.

« Quelquefois, cette sensation devient désagréable
et s'accompagne d'un certain malaise, la malade
éprouve dans le bas ventre comme *une sorte de
pincement* qui, par le fait de sa durée très variable
mais dépassant souvent une heure, l'importune,
l'agace et la rend nerveuse.

Dans bien des cas, ces sensations pelviennes, provoquées par la cure, deviennent décidément douloureuses et revêtent les différentes formes de souffrance
observées dans les maladies de matrice, endolorissement du bas-ventre, tension, pesanteur, maux de
reins, points névralgiques et irradiations dans les
aines, les cuisses, etc.

« Assez souvent, ces phénomènes prennent le
caractère de la *contraction,* de la *tranchée utérine....*
Tantôt ces coliques sont isolées, pour ainsi dire
accidentelles, se répétant cinq ou six fois par jour,
et sont alors, généralement, peu ou point douloureuses....... Tantôt, au contraire, ces coliques se
groupent par accès, se succèdent sans interruption,
et alors d'habitude sont douloureuses, névralgiques.

« Quelquefois, enfin, les malades sont prises de
véritables crises hystéralgiques, avec ou sans tran-
chées utérines.

(1) Annales de la Société d'Hydrologie médicale. T. XXIV.

« Les diverses altérations de la sensibilité utérine acquièrent fréquemment un caractère particulier de persistance et d'intensité dans les cas d'affection utérine, *mais on les observe aussi chez les femmes dont les organes génitaux sont absolument sains....*

« ..... D'abord accidentels, ces phénomènes vont en se multipliant jusqu'au moment des règles, après lesquelles ils deviennent plus rares. Le bain minéral est la seule circonstance qui ait sur leur retour une influence marquée. C'est généralement au bain que les malades s'en aperçoivent pour la première fois et même quelques-unes n'en ont que là. C'est, du reste, un fait habituel que les malades atteintes de métrite vraie et de péri-métrite, aient leurs souffrances pelviennes augmentées pendant la durée du bain, et, alors même que ces malades ne souffrent plus depuis longtemps, il n'est pas très rare de voir les douleurs reparaître, aussitôt qu'elles entrent dans l'eau minérale et persister tant qu'elles y demeurent ».

Leucorrhée. — Nous avons à envisager dans l'étude de la fonction cataméniale troublée la lésion de sécrétion connue sous le nom de flueurs blanches et de leucorrhée.

Toujours les données que cette étude éveille ont leur point de départ dans la considération du tempérament et de l'état constitutionnel. Il n'est pas en effet de leucorrhée qui ne soit constatée chez des personnes offrant le cachet le plus complet d'un état physiologique se rapportant à une lymphatisme héréditaire, si elles n'en ont pas encore présenté de manifestations morbides.

Le lymphisme et la lympho-scrofule héréditaires, celle-ci provenant parfois de la phthisie de même nom, se trouvent donc à l'origine de la leucorrhée.

Celle-ci se trouve en rapport prochain avec l'hémorrhagie cataméniale; succédant à celle-ci, elle peut aussi la précéder. D'autrefois, elle survient en dehors de la fluxion rouge. D'autrefois, c'est sous l'influence de la médication seule qu'elle apparaît. Rarement et exclusivement elle remplace la fluxion sanguine, plus abondante au moment où elle est sa succédanée.

Succédant à l'hémorrhagie normale, il est rare que celle-ci ne soit pas caractérisée par son abondance.

Mais quand l'hémorrhagie est courte ou s'arrête après le premier jour, les flueurs blanches sont ordinairement d'autant plus considérables.

Une première série de faits nous montre des flueurs blanches augmentées par la médication thermale, sans qu'il en résulte d'inconvénient ni pour l'état général, ni pour la maladie principale, dont la leucorrhée est une coïncidence. La dyspepsie, quand c'est ce trouble fonctionnel qui constitue la maladie, évolue favorablement malgré le catarrhe utérin et sa guérison ou amélioration retentit favorablement sur la sécrétion catarrhale, si ce n'est le traitement de la dyspepsie elle-même. En effet, bien des flueurs blanches sont arrêtées par le traitement général, alors que ce traitement les a fait apparaître. Un traitement doucement stimulant, acquis par les douches tièdes, nous a paru agir avec plus de succès que tout traitement autre.

Douches locales. — Nous arrivons maintenant aux cas qui nécessitent l'intervention d'un traitement local plus particulier, nous voulons parler des douches vaginales chaudes. Ces cas peuvent se subdiviser en ceux où l'injection ou douche vaginale chaude est tolérée sans douleur et ceux où la douleur est réveillée. Dans le premier cas, et sous l'influence des douches chaudes, on voit les flueurs blanches diminuer, et cesser plus facilement sous des températures modérées sans que cependant rien d'absolu puisse être affirmé à ce sujet, les douches chaudes réussissant chez certains sujets, les douches tièdes chez d'autres. Dans un second cas, la douche chaude, tout en amenant l'arrêt ou la diminution de la sécrétion, provoque des douleurs abdominales, des coliques utérines plus ou moins fortes.

Tout se passe comme si le catarrhe de physiologique était devenu morbide. Tout état morbide utérin en effet qui porte le cachet inflammatoire ou se complique de cet élément à un certain degré, se réveille par la douche locale chaude, dans un ou plusieurs de ces phénomènes, c'est là la règle. Elle est très peu passible d'exceptions pour une température donnée, mais en présente pour des températures inférieures, comme le montre l'exemple suivant : Madame X, 47 ans, lympho-arthritique, porte depuis 20 ans un catarrhe utérin. Après un

12

usage de plusieurs jours de la médication thermale, Mme X. est soumise aux douches vaginales chaudes. Celles-ci éveillent de fortes douleurs rénales et des coliques utérines. La douche tiède est au contraire très bien tolérée et la sécrétion est considérablement amoindrie. Surviennent les époques, avancées de quelques jours. L'ergotine en modère l'abondance et en provoque l'arrêt le 6ᵉ jour. Quelques ⋅flueurs blanches suivent qu'accompagne une légère sensibilité éveillée à la pression du ligament gauche, et qui disparaît par le repos.

Le catarrhe utérin s'accompagne aussi d'un certain degré de métrite parenchymateuse du col. Dans un de ces cas, la douche vaginale prise dans le bain rendit le catarrhe quelque peu sanguinolent. La sensation de pesanteur première s'accompagna d'une légère lourdeur hypogastrique. Une application de sangsues au col, suivie de bains prolongés de la source simple de Rieumiset, amena la disparition de la douleur hypogastrique.

Il reste donc acquis que la douche locale réveille l'élément inflammatoire comme phénomènes subjectifs et sécrétion. Dans la lympho-scrofule, ce réveil, quand il peut être limité, prépare l'action inflammatoire substitutive. Toujours est-il que le traitement par les douches locales chaudes, exige une grande circonspection et des conditions particulières du côté de la malade.

Métrites mixtes. — L'état morbide est souvent bien près de l'état physiologique et après s'en être

éloigné s'en rapproche considérablement. C'est
dans ces conditions que se présentent à nos eaux
bien des métrites-mixtes, ayant subi préalablement
un traitement des mieux ordonnés et des mieux
combinés. Le traitement thermal général peut
suffire à achever une guérison qui évoluait déjà.
Nombre de sensibilités vives du côté du ligament
large, de sensations, de pesanteur utérine, etc., disparaissent avec autant de facilité que se rétablissent
un appétit fatigué, une circulation irrégulière, un
état de forces relatif, etc.

Cet état de souffrance de la région avec
retentissement sur la vessie se rencontre aussi avec
la dysménorrhée, mais limité à des sensations de
chaleur, de douleur gravative. A la suite de ces
métrites, les mouvements congestifs correspondant
à la période menstruelle, se localisant dans l'utérus
ou ses annexes (*ovaire, ligament large*), sont
très souvent irréguliers. Il s'y ajoute un de ces états
généraux que nous avons appris à connaître, fait
d'atonie fonctionnelle. La médication thermale est
éminemment propre à redresser cet état général
d'abord et corrélativement à régulariser en les
transformant ces congestions aux tendances exagérées. C'est ainsi que s'éteignent ces douleurs
ovariques sous le molimen menstruel.

Si le traitement thermal n'atténue et ne guérit
le catarrhe physiologique ou morbide qu'après
l'avoir excité, cette modification qui régularise les
phénomènes congestifs de l'organe et fait que des
époques d'une durée irrégulière rentrent dans la

durée normale, cette modification, disons-nous, se produit à froid comme la plupart des actions altérante et tonique.

Il ne faudrait pas croire que la névralgie lombo-abdominale compliquée de névralgie fémorale ou sciatique n'ait ses conditions d'existence que dans des mouvements congestifs intenses, un état hypertrophique de l'utérus acquis par un molimen inflammatoire chronique ! L'état de l'organe est parfois tout opposé et traduit l'*anémie* des tissus.

Anémie et atonie utérines. — Chez une jeune femme de 25 ans, affectée à la suite de couches, depuis plus d'un an, on trouvait un organe d'un volume normal, plutôt diminué ; le col était mou, d'un rouge pâle, la lèvre postérieure présentait un gonflement œdémateux, trois à quatre capillaires artériels serpentaient latéralement sur ce tissu sans réaction, Et cependant il existait des sensations de lourdeur, de la névralgie iliaque, sciatique et fémorale. Etat général du reste en rapport avec l'état local : membres grêles et faibles, fonctions digestives complétement endormies réfrigération ordinaire des extrémités, etc. De pareils états bénéficient du traitement thermal au point de vue du phénomèue, surtout si le processus mensuel vient à faire défaut.

Arthritisme utérin. — Si les divers états physiologiques et pathologiques de l'utérus que nous venons de parcourir sont influencés par la lympho-scrofule, on est à se demander en quoi se traduit l'influence de l'arthritisme sur l'organe. Bien des lympho-arthritiques — car c'est surtout sous cette forme de métissage que s'offre l'arthritisme — présentent séparées les manifestations de leur double cause constitutionnelle, une dyspepsie par exemple au premier plan, le catarrhe physiologique ou morbide sur un second plan. L'influence de l'arthritisme peut ne pas apparaître sur l'organe et cependant n'en être pas absente.

Il y aurait à envisager à ce sujet certains modes fonctionnels, comme le mode congestif, et à l'opposer à la congestion *asthénique* de la lympho-scrofule, il y aurait à considérer certains éléments comme le spasme, à étudier sa provocation facile en certains cas, nulle en d'autres, la crise hysthéralgique, etc.

L'asthénie étant l'élément de l'arthritisme, n'y aurait-il pas encore à se demander si l'arthritisme ne sert pas la guérison de la maladie utérine en favorisant les actions curatives locales qui la préparent, ayant présent à l'observation chez les lympho-scrofuleux ces cas de catarrhe intense que nulle médication n'atteint ?

Hydrorrhée thermale. — M. le Dʳ Caulet a décrit le premier sous le nom « d'*hydrorrhée thermale* » un phénomène qui consiste en l'émission par les organes génitaux d'un liquide clair comme de l'eau, incolore ou légèrement citrin, ne laissant pas de trace sur le linge, ou l'empesant légèrement, assez différent par conséquent du liquide amiotique. Cet écoulement n'est pas continu, il se fait brusquement, *comme par jet*, et se répète à des intervalles variables.

« Quelquefois il se manifeste subitement. — Sans avoir éprouvé aucun malaise précurseur, tout à coup la femme se sent mouillée d'une façon insolite. D'autrefois le phénomène est précédé, pendant plus ou moins longtemps, par quelque sensation vague indéfinissable, du côté de la matrice, par un endolorissement général de la région, puis annoncé par des contractions utérines, des coliques dont il serait pour ainsi dire l'excrétion. »

L'hydrorrhée est, dans la plupart des cas, précédée d'une infiltration séreuse, plus ou moins considérable, mais toujours bien notable, du col de l'utérus, d'après M. le Dr Robert, auteur d'un intéressant mémoire (1882) sur l'action comparée dans les maladies utérines du seigle ergoté, du sulfate de quinine, de l'électricité et des eaux sulfureuses.

CHAPITRE IX.

L'action d'une médication thermale est plus qu'adjuvante. Dans la syphilis elle s'élève à la *spécialité* : faits à l'appui. — Nécessité d'un bon état général pour faire les conditions de la guérison et arrêter l'évolution de la maladie. — La médication sulfureuse contre le ptyalisme. Explication de son action en accord avec certains faits. — Arthritisme et lympho-scrofule dans la syphilis, *métissages*, créant l'imminence morbide. — Manifestation arthritique évoluant à part. — Rapport entre des manifestations arthritiques et syphilitiques sur un même point. — Arthropathie syphilitique bénéficiant plus particulièrement de la médication thermale.

De quelques manifestations arthritiques superficielles. — Arthralgie. — Arthrite indolente. — Rhumatisme d'Heberden. — Myalgies. — Troubles de sensibilité. — Névralgies. — Gravelle urique. — Coliques hépatique, néphrétique. — Arthrite, tumeurs blanches. — Carie. — Nécrose. — Adénite. — Eruptions cutanées, érythème, prurigo simple, acnéique, prurigo fornicans. — Formes humides : eczéma, impetigo, herpés, zona. — Acné simple et sébacé, acné induré. Formes sèches : eczéma sec, psoriasis, pityriasis, lichen, sycosis arthritique. — Migraines. — Action de la médication sulfureuse sur les sphincters. — Affections cardiaques. — Affections nerveuses. — Contracture, hystérie, paralysies diverses, paraplégie, paralysies locales. — Paralysie musculaire progressive. — Atrophie musculaire.

Syphilis. — Nombreux sont les travaux parus et qui paraissent, concernant l'application des eaux thermales et thermo-minérales, au traitement de la syphilis.

Leur conclusion au reste ne diffère pas ou diffère peu.

Les eaux sulfureuses ou qui s'en rapprochent par

quelques uns de leurs effets ne sont pas antisyphili-
tiques... Par le remontement de l'état général dont
elles sont l'occasion, elles peuvent être considérées
comme puissamment adjuvantes du traitement spécifique... Relativement à celui-ci, elles favorisent
l'absorption mercurielle et iodurée, empêchent la
salivation mercurielle et permettent l'usage de plus
fortes doses de mercure... Enfin, elles peuvent servir de *pierre de touche* et provoquer une nouvelle
éruption spécifique, au cas où la médication spécifique n'aurait pas achevé la guérison...

Et d'un autre côté : « La nature des faits recueil-
lis à Arnedillo et à Caratraca (Espagne), les affirma-
tions répétées que j'ai été à même de recueillir per-
sonnellement dans ces stations thermales, m'ont
semblé jeter un nouveau jour sur le traitement de
la syphilis par les eaux minérales appliquées à l'ex-
clusion de toute médication spécifique » (1... Rotu-
reau).

«.... Je dois faire observer que ce ne sont pas
seulement les médecins d'Aulus qui affirment l'efficacité de cette cure minérale contre certains accidents tertiaires de la syphilis ; cette efficacité serait
un fait notoire, accepté par la plupart des médecins
de la région. Le Dr B. d'Ussat, qui a une grande
situation médicale dans l'Ariège, me disait, il y a
quelques semaines, avoir eu depuis trente années
de très nombreuses occasions de le constater ; et
que pour lui, comme pour les médecins du pays,

(1) Annales de la société d'hydrologie, T. 16, p. 26.

l'indication de la cure d'Aulus est formelle en présence d'accidents tertiaires réfractaires au traitement classique » (1... Caulet).

Si nous rappelons ces citations, ce n'est pas pour nous en faire une arme, et essayer la preuve de l'action antisyphilitique de sources particulières. Là n'est pas notre pensée. Mais nous sommes persuadés que, si l'action particulièrement auxiliaire de diverses sources a paru à certains praticiens habitués à l'observation, dépasser la limite qui peut leur être dévolue, c'est que dans l'action auxiliaire de ces sources agissant sur les conditions vitales de l'organisme, ils n'ont pas assez tenu compte du résultat obtenu par la récupération au summun de ces conditions vitales et que le résultat obtenu par celles-ci a été un peu trop arbitrairement mis à l'actif d'une médication mercurielle.

Voici par exemple un catarrhe nasal spécifique remarquable par un jetage excessif, tel que la lympho-scrofule ne nous en offre pas de semblable, avec toutes les complications qui y sont attachées, avec ou sans lésion aboutissant à la carie osseuse. La médication sulfureuse appliquée aux fosses nasales a résolu ce qu'aucune autre médication, même spécifique, n'a pu résoudre ; elle a amené la guérison du catarrhe. On aura beau tourmenter le fait, on ne pourra nier l'action de l'eau sulfureuse. Nous ne lui accorderons pas le titre de spécifique, mais nous ne voyons pas l'objection qu'on pourra nous

(1) Annales de la société d'hydrologic. T. 26, p. 97.

adresser, quand nous appellerons cette action, action *spéciale*.

Spécialité des Eaux thermales. — Autre fait. — L'absorption du mercure et son efficacité exigent une suite de conditions vitales des tissus et systèmes qui n'existent plus dans un organisme fatigué. La médication spécifique ou a perdu tous ses effets ou ne peut les produire, que ce soit intolérance du système digestif, défaut d'absorption ou absorption incomplète, quand il n'y a pas de raison pour que l'absorption ne soit pas faite. Dans ces conditions, la médication sulfureuse rappelle et ranime toute condition vitale nécessaire aux actes intimes des tissus et l'action d'un traitement spécifique s'exécute dans sa plénitude. Dira-t-on que la médication sulfureuse n'ait été *spéciale* contre toute autre médication thermale impuissante ou moins puissante qu'elle à provoquer ce remontement organique ?

L'histoire des observations aux Eaux sulfureuses fait mention d'exemples ou, après un traitement mercuriel de plusieurs mois, l'usage exclusif de l'eau sulfureuse a suffi pour amener la cicatrisation d'ulcérations syphilitiques.

Et la laryngite syphilitique ! Sans doute en dehors de lésion spéciale (plaque muqueuse), fort rare au larynx, on sera plus tenté d'admettre une laryngite chez un syphilitique qu'une laryngite syphilitique et cette laryngite chez un syphilitique sera le plus souvent une laryngite de nature lympho-scrofuleuse. Mais cet élément lympho-scrofuleux, quelle médication le combattra autre qu'une médication spéciale comme la sulfureuse, et comme on ne peut concevoir la syphilis qu'unie à l'arthritisme et à la lympho-scrofule, le traitement sulfureux ne sera-t-il pas nécessaire à celle-ci et, par le fait, *spécial ?*

Et de certains accidents graves de la syphilis guéris uniquement aux Eaux sulfureuses, comme d'une évolution syphilitique arrêtée, ainsi que l'indique le fait suivant, qu'en dira-t-on ? M. L., 39 ans, teint mât et avec tous les attributs physiologiques du lymphatisme, a eu, il y a 9 mois, un accident primitif, qui a acquis une tendance phagédénique. Un mois après, syphilides érosives de la gorge, ulcération profonde de l'amygdale également à tendance phagédénique, céphalée intense. Le quatrième mois, syphilides papuleuses discrètes. Adénopathie multiple. Le 5e mois, récidive de l'ulcération amygdalienne, laryngite spécifique. Le 6e mois, céphalée très-forte, le 7e, syphilide érosive de la muqueuse nasale, syphilide papulo-tuberculeuse du menton et du coude. Le 8e mois, amélioration légère des accidents muqueux et cutanés. Le 9e mois, saison à Cauterets. Le premier effet de la médication thermale, résultat d'une vive réaction générale, est une stimulation fonctionnelle de la plupart des organes et système des forces principalement. Dans ces conditions auxquelles s'ajoute un effet local, l'ulcération s'avive, le muco-pus est détergé, la guérison s'obtient, le tout sans traitement spécifique du moment. L'année d'après, M. L... vient achever sa guérison: il n'y a plus trace ni cicatrice de syphilide cutanée et muqueuse....

Huit mois de médication spécifique et tonique générale n'avaient pu amener ce résultat qui se décide aux sources sulfureuses!

Il n'est pas de période dans l'évolution de la syphilis où un bon état général ne doive être recherché, tant pour faire les conditions générales de la guérison que pour enrayer l'évolution de la maladie. Cette préoccupation du médecin est surtout légitime en face des manifestations de la 3e période! Que n'est-il besoin en effet de bonnes conditions générales, quand il y a un sarcocèle à faire rétrocéder et par conséquent un traitement spécifique à fortes doses à faire tolérer, alors que d'autres organes sont menacés d'envahissement, tels le foie, la moelle. Parfois, comme dans un cas observé par nous, n'y-a-t'il pas à combattre aussi le mal du reméde. M. L., 40 ans, lympho-arthritique, contracta la syphilis il y a 14 ans.

En 1868, il eut un sarcocèle guéri par l'iodure de potassium; en 1871, un engorgement du foie qui nécessita l'emploi des frictions mercurielles et de l'iodure.

Depuis 4 ans, il est affecté de phénomènes d'ataxie et principalemeut de fortes douleurs térébrantes la nuit dans les jambes. Comme l'opium en est le meilleur calmant, il est devenu morphiomane. Aussi son traitement est-il traversé de vomissements nombreux, mais il récupère de bonnes digestions qu'il avait perdues.

Influence du traitement sulfureux sur le ptya-lisme. — Il peut être établi sans conteste que. le traitement sulfureux retarde le ptyalisme et permet de pousser à ses limites un traitement spécifique (1).

En énonçant le fait, peut-on ne pas chercher l'explication dans cette action stimulante de tous les tissus, exagérant leurs propriétés vitales et faisant leur résistance.

Les combinaisons que le mercure formerait avec nos tissus, ne seraient pas sous l'influence des composés sulfureux ce qu'ils sont en dehors. Ils formeraient avec l'albumine organique des chloro-albuminates (*toutes les préparations mercurielles se transformant en bichlorure et une petite quantité en iodure, d'après les travaux de Mialhe)* qui peuvent séjourner longtemps dans l'économie. Ces albuminates pourraient imprimer une modification particulière au sang, d'où sortirait la cachexie mercurielle et les eaux sulfureuses par les hydrosulfites et les sulfites qu'elles introduisent dans l'économie, dissolvraient ces chloro-albuminates métalliques et permettraient par conséquent au mercure de rentrer en circulation et d'agir de nouveau sur la syphilis. Cette interprétation ne prêterait pas plus qu'il ne faut à l'attention si elle n'était en accord avec deux faits qui, bien observés, lui donneraient une vraie

(1) Nous avons pour notre compte pu faire accepter sans salivation, soit une pilule de protoïodure de 0.05 et 6 grammes d'onguent mercuriel double en frictions, soit 8 à 10 gr. par jour de ce dernier. Lambron, à Luchon, arrivait à la tolérance graduelle de 0,10 et 0,15 c. de bichlorure...

valeur! Le docteur Pagès de Barèges aurait observé deux individus qui avaient autrefois abusé du mercure, mais qui n'en avaient pas pris, l'un depuis dix-huit mois, l'autre depuis quatorze — subissant, de par le traitement sulfureux et dans les premiers temps, une salivation avec tous les accidents de la stomatite mercurielle, qui guérit en 8 ou 15 jours par l'usage même des eaux qui l'avaient provoquée!.... La guérison d'accidents syphilitiques par les eaux sulfureuses seules, un certain temps après l'usage des mercuriaux, recevrait la même explication! Mais ces questions bien que tenant l'observation en éveil, doivent être réservées jusqu'à ce qu'elles aient pour elles le contrôle de nouveaux faits.

Cela paraît surprendre et cependant la première question qu'ait à résoudre tout médecin qui reçoit un syphilitique pour une cure thermale est celle du diagnostic.

C'est que les syphilis que nous avons à traiter, sont plus ou moins obscures, plus ou moins larvées. Les unes ont leur évolution arrêtée, la maladie semble guérie et des manifestations arthritiques ou lympho-scrofuleuses occupent la scène, quelques-unes menacent ds verser dans la tuberculose. On croirait à des conditions organiques qui doivent hâter l'évolution de la syphilis et voilà cette évolution arrêtée. Admettons que ces conditions soient plus apparentes que réelles, qu'elles cachent même un fond de résistance particulier à l'égard de la syphilis! — Certains faits doivent en effet nous sur-

prendre, tels celui présenté par M. Gueneau de
Mussy d'une ulcère phagédénique de la région fémo-
ro inguinale, que ni le tartrate ferrico-potassique,
ni la cautérisation au fer rouge, etc., n'avaient pu
modifier. La malade fut atteinte par le choléra sous
la forme la plus grave, avec algidité, cyanose, etc..
Pendant qu'elle luttait avec la mort, on oublia sa
plaie ; quand, au bout de 3 ou 4 jours, la malade
reprit un peu de vie, on examina la région ulcérée,
elle était recouverte dans les 3|4 de son étendue
d'une croûte sous laquelle se formait une cicatrice
de bonne nature, et le reste de la plaie ne tarda pas
à se modifier et à se cicatriser.

Etats constitutionnels dans la syphilis. — Mais
si les syphilis envoyées à nos sources sont plus ou
moins larvées, ont une évolution incomplète ou tardive, ou irrégulière, c'est qu'elles se trouvent asso-
ciées à des états constitutionnels qui ont vieilli et
dégénéré ou constituent par eux-même une cause de
faiblesse, un défaut de résistance. « Les phlegmasies, les engorgements, les catarrhes, qu'elles ont
créés, dit le docteur Leudet (1), n'ont plus rien d'ori-
ginal, les caractères et la nature en sont masqués
par une autre diathèse ; les modifications, provoquées dans nos tissus par la maladie primitive et
spécifique, sont effacées, atténuées.

« Ce sont ces associations morbides, ces *métissages*, qui compliquent singulièrement le problème

(1) Annales de la société d'Hydrologie, T. 2, page 28.

du diagnostie et des médications thérapeutiques. »

Et nous ajouterons à ce point qu'on est à se demander si on a à traiter plutôt des manifestations de lympho-scrofule que de la syphilis (1)......, N'est-ce pas à elles, au surplus, que sont dûs ces insuccès dans les opérations telles qu'autoplastie et autres.

Ce sont en outre ces états constitutionnels vieillis et dégénérés qui créent l'imminence morbide, c'est-à-dire, établissent une disposition à tout acte pathologique spontané ou provenant de la médication, quand cet acte pathologique n'est pas une manifestation syphilitique réveillée. Le docteur Japhet (2) cite le cas d'un syphilitique-arthritique de 62 ans, bien impressionné, une première année, d'une saison aux eaux d'Aix. Arrivé une seconde année dans des conditions moins favorables, le traitement sulfureux exagéré produisit une hémorrhagie rénale. A peine remis de cette crise, six semaines après le traitement thermal, il est pris d'une ostéo-périostite du tibia qui en peu de temps entraîne sa mort. Et détail intéressant, cette ostéo-périostite survient dans un membre où des douleurs ostéocopes très vives, guéries par l'iodure de potassium, ont été ressenties.

On saisit par cet exemple dans quel.sens doit être compris le réveil par les eaux sulfureuses d'une manifestation syphilitique, quand la diathèse n'est pas épuisée.

(1) Annales de la Société d'Hydrologie. T. 27. Note sur un cas de syphilis héréditaire tardive.
(2) Annales de la Société d'Hydrologie, T. 26.

Le syphilitique en puissance ou en acte, selon qu'il sera lympathique ou arthritque verra donc le traitement faire disparaître son catarrhe bronchitique après l'avoir renouvelé ou provoquer quelques phénomènes d'asthme, avec l'excrétion du sable urique, etc. Pendant ce temps, un traitement spécifique sera, s'il y a lieu, adressé aux manifestations secondaires ou tertiaires de la syphilis. Par temps, et pendant la médication, provoqués par elle, se présenteront soit un urticaire, soit une éruption de vésicules d'herpés sur quelque muqueuse.

N'y aurait-il pas quelque acte, quelque lésion spécifique, qui reçoive de la médication thermale un bénéfice quelconque? Il est difficile, en face d'un double traitement, l'un spécifique, l'autre adjuvant, de rapporter à ce dernier ce qui lui revient.

Action particulière du traitement sulfureux sur les arthropathies syphilitiques. — Autant cependant qu'on peut se fier à l'observation, on peut dire qu'il est des arthropathies syphilitiques qui disparaissent plus rapidement par une médication par les douches locales unie à un traitement spécifique, que par un traitement exclusivement spécifique.

Influence de l'arthritisme. — Si les manifestations du lymphisme ou de l'arthritisme s'isolent le plus souvent, peut-il surgir des rapports entr'eux et la syphilis ? On connaît l'influence occasionnelle du tabac sur la production buccale des papules, érosives. Cette influence est analogue, pour la pro-

vocation chez les arthritiques, de desquamations
plus ou moins partielles, et qu'on pourrait appeler
eczéma sec des muqueuses. Chez un jeune homme
de 33 ans, les récidives des papules érosives coïn-
cidaient avec cet état de simple desquamation, toutes
deux provoquées par l'usage de la cigarette.

**De quelques manifestations arthritiques super-
ficielles**. — Les manifestations viscérales des états
constitutionnels ont été étudiées en elles-mêmes et
dans leurs rapports entr'elles.

Il reste à jeter un coup d'œil sur les manifestations superficielles et à envisager leurs rapports
généraux avec toutes les expressions morbides,
notamment une d'entr'elles, la lésion de nutrition
qui aboutit à la formation de gravelle urique.

Un des siéges fréquents des manifestations constitutionnelles est l'articulation et toutes ou la plupart
des formes morbides qui affectent le viscère ont là
leur représentation comme le mode en lesquels elles
évoluent. Une des premières que nous rencontrons
est la forme douloureuse ou *arthralgie*.

Arthralgie. — Disons de suite que cette douleur
est limitée, traduit un endolorissement partiel à la
pression, une gêne qui embarrasse la marche plus
qu'elle ne l'empêche ; elle est, en un mot, en rapport
avec le mode chronique qu'elle représente, n'a donc
aucun des caractères du mode aigu sous lequel
elle apparaît mieux à l'étude. Rarement, elle se
montre à nous isolée, mais comme un épiphéno-

mène sur une expression morbide quelconque ou un
état physiologique qui se rapproche de la maladie.
Chez l'un, elle est en rapport avec une gêne respiratoire qui de temps à autre aboutit à un accès
d'asthme plus ou moins léger, mais qui toujours est
tributaire des modifications atmosphériques ; à une
époque antérieure du reste on trouve ordinairement
une attaque de rhumatisme articulaire aigu. Chez un
autre, la tendance aura passé à l'acte et l'arthralgie
coïncidera avec un catarrhe sec sibilant. Chez un
troisième elle affectera les articulations métatar-
siennes et des orteils et coïncidera avec une myalgie,
une névralgie sciatique, un eczéma, etc. Tout traitement externe peut amener sa disparition, plus soumise cependant quand elle est quelque peu fixe, à une
médication uniforme et régulière comme le seraient
une suite de bains à la même température. Mais le
plus souvent sa superficialité est surtout sa transformation en une manifestation analogue comme un
rhumatisme de la nuque, un torticolis, un lumbago,
qui acquiert une certaine fixité, la rendent tributaire
de toute médication plus ou moins irrégulière.

L'arthralgie devient, quelque rare fois, gonflement plus ou moins indolent d'une ou plusieurs
articulations, [et si elle peut être considérée comme
inflammatoire, c'est de cette inflammation non franche, bâtarde, qui n'aboutit pas, bornée à quelque
signe comme une rougeur modérée avec plutôt gêne
que douleur articulaire.

Rhumatisme d'Héberden. — Le rhumatisme

chronique des phalanges *(nodosités d'Héberden)* se prête par lui-même à peu de considérations pratiques, mais plutôt par les manifestations parallèles, dyspepsie, catarrhe subit asthmatique, etc.

Myalgies. — La plupart des myalgies qui se présentent, modérées quant à leur expression et malgré cela plus ou moins fixes, cèdent assez facilement au traitement ordinaire anti-rhumatismal, bains ou douches, d'autant plus facilement même qu'elles ont apparu sous le coup du traitement. Dans ces conditions, elles s'éloignent très peu de la sensation de courbature qu'une douche provoque et qu'une seconde douche fait disparaître. La myalgie, on le comprend, a des degrés et s'il en est dans ces degrés qui sont justifiables de sources fortes, en quelque sorte spéciales, comme le Bois, il en est qu'une haute thermalité exaspère et qui sont calmées par des températures modérées, leur résolution suivant de près. Certains rhumatismes des membres supérieurs et de la nuque se sont présentés à nous avec ces caractères.

Si le traitement local du rhumatisme obéit à ces considérations de thermalité, il obéit aussi à des conditions d'état général. Nous avons plusieurs fois observé que le traitement agissait en perturbateur, amenant non-seulement courbature, lassitude, mais perte d'appétit, insomnie, etc. Quand ce traitement reste modéré, la règle est d'insister, et la tolérance d'abord, et le bon effet ensuite de la médication sont conquis. En même temps, il existe des troubles de sensibilité. — Un des côtés du corps est le siège d'engourdissements, de fourmillements, les sensations s'émoussent, se fondent en une seule, la sensation du tact, etc.

Névralgies. — Dans des conditions analogues se présentent les névralgies. Les unes, provoquées par le traitement, disparaissent par lui-même, ou si elles persistent pendant la durée de la médication, ce n'est qu'en partie.

D'autres spontanées *(sciatique)*, obéissent, en quelques unes de leurs formes, aux mêmes considérations que le rhumatisme musculaire douloureux. Excitées par les hautes thermalités et les fortes médications, elles sont calmées par des températures modérées et des médications douces qui en provoquent la résolution.

En certaines conditions, il est des sciatiques qui disparaissent sous l'ébranlement d'une douche à gros jet, que la température soit plus ou moins modérée. Quand la névralgie suit la rétrocession d'une manifestation arthritique, d'un phénomène dyspeptique prééminent, elle peut acquérir, de ce fait, une acuité particulière. Nous avons observé, dans ces conditions, des névralgies du trijumeau vraiment atroces, se présentant avec les caractères de crise aigüe.

Gravelle urique. — Corrélativement à ces manifestations dites superficielles et dont les caractères traduisent la dégénérescence de la cause générique, apparaît la gravelle urique dont l'excrétion ne se montre parfois que sous l'action diurétique de l'eau sulfureuse exagérant la fonction, c'est-à-dire la pression intérieure de l'organe. Cette production de gravelle urique se présente tantôt chez des descendants de goutteux, tantôt chez des rhumatisants simples.

Elle accompagne ou suit de fortes manifestations arthritiques en général, telles que colique hépatique, colique néphrétique, asthme, rhumatisme chronique des phalanges, etc. D'autrefois en l'absence de ces manifestations d'ordre chronique, il a existé une manifestation aigüe ; plus rarement, la production d'acide urique est le seul témoignage de l'arthritisme générateur. Au point de vue de l'expulsion, elle se fait en masse et d'une façon continue, de manière à accuser un dépôt rénal et de fait bien des douleurs lombaires disparaissent à mesure que s'épuise l'excrétion, accusant ainsi la surcharge et l'emmagasinement des reins.

La déviation nutritive préexistante est la condition de la gravelle urique, c'est une condition en plus. Quand les eaux sulfureuses qui excitent les reins et stimulent le foie et reconstituent l'hématose ajoutent leur action, les conditions des coliques hépatique et néphrétique se multiplient.

Colique hépatique, néphrétique. — Il s'ensuit que lorsque se présente une manifestation arthritique, catarrhale, suivant de près une colique hépatique ou néphrétique qui requiert l'intervention de la médication sulfureuse, celle-ci doit être ménagée avec prudence.

Si l'excrétion d'acide urique est commune à l'âge mûr, on peut aussi la rencontrer chez les enfants! L'influence arthritique prime tout. Cette action excitante de la nutrition se retrouve et se juge notamment dans la résorption des fausses membranes pleurétiques qui peuvent s'atténuer, sinon disparaître partiellement dans certaines conditions.

Arthrites. — Les *arthrites, tumeurs blanches* accompagnées ou non de demi-ankyloses reçoivent de l'action locale des eaux appliquées sous forme de douches, aidée de l'action générale, des modifications particulières. Dans un cas de tumeur blanche du genou de nature rhumatismale, nous avons pu obtenir une diminution dans le volume des parties, de deux centimètres, après 25 douches, plus d'étendue dans le mouvement, suivi de la réapparition de craquements dans la synoviale.

Dans les tumeurs blanches de nature lympho-scrofuleuse, l'état général est, dans l'application thermale, tout autant à considérer que l'état local.

Chez une jeune fille qui quitta Cauterets pour Barèges, le traitement général donna lieu à une hémopthysie.

Le traitement local dut se modifier sur cette susceptibilité organique.

Caries, nécroses. — L'action de l'eau minérale sur les caries ou nécroses, en dehors de la médica-

tion générale, est d'autant plus vive qu'elle s'adresse
à des tissus plus viables. On voit sous leur influence
les plaies se déterger, les bords s'affaisser, des ilôts
de cicatrisation apparaître dans les intervalles des
pointes osseuses ; quant à l'os lui-même, il prend
une couleur noirâtre et ne disparaît que lentement
par une exfoliation lente et insensible. Il y aura toujours à surveiller l'action locale qui, pour les parties molles, ne doit jamais dépasser l'action excitante
substitutive. Locaux et généraux, ces modificateurs
ont une influence d'autant plus favorable qu'ils sont
employés dans un âge plus jeune où l'organisme est
plus impressionnable aux agents thérapeutiques.

Adénite. — Le mode chronique présidant à l'é-
volution de l'adénite, celle-ci n'est que lentement
atteinte par la médication. Aussi la résolution est-
elle rarement complète dans le cours d'une saison
thermale et des faits aussi favorables sont-ils l'ex-
ception ; tout au plus l'inflammation cellulaire péri-
ganglionnaire disparaît-elle pour laisser s'accuser
l'adénite simple. La résolution, quand résolution il
y a, se poursuit ultérieurement sous le coup de
fouet imprimé aux fonctions nutritives.

Eruptions cutanées. — L'excitation thermale se
traduit quelquefois par une simple roséole érythémateuse, plus souvent par un urticaire plus général
que localisé : dans ce dernier cas, c'est aux membres supérieurs qu'il est particulièrement à observer. Remarquable par le prurit qui l'accompagne, le

caractère protéiforme de son érythème noueux, l'arthritisme paraît en être la raison générique. Son apparition et son retour gênent parfois singulièrement la médication thermale qui doit alors se limiter aux sources les plus dégénérées.

Le *prurigo simple,* le *prurigo acnéique* sont assez rares : dans deux circonstances, nous avons observé que ce dernier borné l'un aux bras, l'autre aux membres inférieurs, terminait un traitement remarquable en crises de diverses espèces.

Plus fréquent est le *prurigo* anal tantôt isolé, tantôt compliqué de congestion hémorrhoïdaire, le plus souvent d'eczéma localisé.

Sur le même rang apparaît le *prurigo fornicans* vulvaire. Il est certainement passible d'amélioration comme de guérison, mais des éléments divers interviennent alors comme thermalité, composition (dégénérescence) des sources, etc. Le plus souvent, il se présente comme épiphénomène dans le cours d'une manifestation arthritique.

Affections à forme humide. — *L'eczéma impétigineux* et *l'impétigo* sont les affections cutanées qui guérissent plus facilement. Expression de lympho-scrofule, ils succèdent ordinairement à une manifestation de même nature. L'excitation particulière de la médication sert la disparition des croûtes impétigineuses.

L'eczéma est souvent en rapport avec un état bronchitique de nature arthritique.

Si, souvent, ils apparaissent en rapport inverse, l'un de l'autre, parfois aussi ils évoluent parallèlement avec plus de continuité cependant d'un côté que de l'autre. L'eczéma entraîne alors par sa fixité ou ses récidives fréquentes des modifications particulières, telles qu'augmentation des plis cutanés, hyperplasie cellulaire, etc. Un cas d'eczéma de la main compliquant un état éléphanthiasique de la partie, suite de piqûre mal soignée, observé par nous, s'est trouvé particulièrement bien d'une médication altérante, acquise par des bains généraux et locaux à température inférieure ; l'état congestif dominait l'acte hyperplasique.

Près de l'eczéma, doivent figurer l'*herpés* et le *zona* ; le premier apparaissant vers la fin de la médication, le plus souvent sur la muqueuse génitale ; le second se montrant encore plus accidentellement. Nous l'avons vu succéder à un eczéma d'un des membres supérieurs.

L'excitation de l'enveloppe cutanée par la médication thermale entraîne des éruptions d'acné successives chez les lymphatiques. L'acné sébacé fluent s'accompagne ordinairement de couperose et bénéficie principalement des pulvérisations locales.

L'acné induré qui a pour siège principal le dos et qui laisse à sa suite les cicatrices qu'on connaît, reçoit du traitement minéral une excitation particulière : les papules augmentent de grosseur, rougissent et de nouvelles poussées surgissent. De nature lympho-scrofuleuse, il se rencontre aussi dans le lympho-arthritisme : aussi observe-t-on souvent comme coincidence, une diurèse abondante accompagnée d'expulsion de gravelle urique.

Affections cutanées à forme sèche. — C'est d'abord *l'eczéma sec* qui ne fixe guère l'attention et ne récla- me de traitement que lorsqu'il est fixé au visage. Il nous a été donné de voir disparaître après quelques bains de piscine, l'exfoliation purfuracée d'un eczé- ma du menton: concurremment il existait de l'her- pès du gland avec érythème.

Le psoriasis envoyé à nos sources est en général *discret,* borné aux membres inférieurs. Ce sont quelques placards symétriques, limités en partie pour le membre supérieur à la partie postérieure de l'articulation du coude. Tantôt, comme coincidence, on observe de la gravelle urique; tantôt, comme chez un lympho-arthritique dégénéré, ce sont des trou- bles particuliers de même nature, du côté du pha- rynx (*spasmes douloureux intermittents),* du larynx *[état catarrhal douloureux]* etc.

En outre de l'action topique qui irrite le psoria- sis et amène sa desquamation, il bénéficie aussi de l'action générale de la médication thermale, dite alté- rante, car elle porte sur les récidives de la maladie locale qu'elle diminue le plus souvent. Mais il ne faut pas oublier que c'est à une des formes les plus bénignes du psoriasis que nous avons à faire.

On voit le *pityriasis* et plus particulièrement le *pityriasis capitis* coincider avec des phénomènes dyspeptiques, de l'arthralgie, du rhumatisme muscu- culaire, de l'angine granuleuse, etc., une manifestation arthritique en un mot. Une éruption furonculaire se dessine assez souvent au milieu du pityriasis de la tête plus particulièrement localisé à la région occipitale.

Dans les mêmes conditions peuvent s'observer sur le même sujet deux manifestations de nature arthritique, quoique d'ordre différent, du pityriasis de la tête, du prurigo acnéique des épaules et du dos.

Le lichen est de même heureusement modifié soit dans ses phénomènes prurigineux, soit dans les modifications cutanées qui le suivent.

Le sycosis simple ou arthritique du menton excité par le traitement dans deux cas observés par nous, a complètement guéri après quatre mois.

Migraines. — La migraine est une manifestation arthritique, le plus souvent en rapport direct avec la digestion. Elle peut présenter toutes les formes et toutes les localisations, hémicrânie, sensation frontale de gêne, de lourdeur, sensation d'étau bornée aux tempes, congestion locale, éréthisme des vaisseaux, hyperhémie, etc.

Isolée dans l'adolescence et d'une fixité de plusieurs années, elle disparaît dans l'âge mûr devant d'autres formes d'expression de l'arthritisme, colique néphrétique, dyspepsie, asthme, etc. Elle peut avoir sa période de dégénérescence et est alors plus susceptible de disparaître sous l'influence d'une médication artificielle ou thermale. Un homme de 56 ans avait eu des migraines pendant 15 ans; depuis 10 ans, elles étaient irrégulières, n'étaient plus spontanées, et survenaient sur des occasions précises, heures de repas troublées, fatigue, etc. A la fin de la saison thermale, tout reste de migraine avait disparu.

Une jeune femme de 28 ans, dyspeptique, avait depuis quelques mois des migraines, forme névralgique, avec éréthisme vasculaire. Elles disparurent après le traitement.

Évolution progressive de l'état constitutionnel, dégénérescence de la maladie locale, rapport avec des manifestations qui lui succèdent, influence de l'action tonique, etc., telles sont les conditions qui influent sur sa disparition.

Action de l'eau sulfureuse sur les sphincters. — Chez tout individu prédisposé, il suffit de quelques verrées d'eau sulfureuse pour développer de la chaleur, du tenesme anal, un léger catarrhe épithélial, au même titre qu'une fluxion hémorrhoïdaire, phénomènes du reste qui disparaissent soit d'eux-mêmes, soit sous l'influence d'une médication plus largement diffusible, pour reparaître sous des excitations thermales activées. Avec ou en dehors du spasme se montrent quelques selles épithéliales survenant d'emblée ou avec un flux diarrhéique.

Même fait peut s'observer autre part, notamment pour le canal de l'uréthre.

Spasme vésical, chaleur, sensation de brûlure uréthrale, érections faciles et pénibles se montraient avec des picotements laryngiens, des chaleurs stomacales, au milieu de phénomènes de réaction générale, chez un jeune homme de 28 ans, arthritique de père et de mère, et qu'aucune médication ne put calmer.

Affections cardiaques. — M. le Dr Candellé a fait connaître avec tous les détails voulus de quelle façon la médication sulfureuse réveillait des phénomènes propres aux affections cardiaques, bruits de soufle organiques, oppression, etc. Les conditions de ce renouvellement ont été exactement saisies. Mais il en existe de tout opposées et dans ce cas la médication, bien dirigée, peut modifier avantageusement la crâse du sang, dénotée par l'anémie des sujets atteints et l'oppression attachée à l'acte disparaît au même titre qu'elle était inversement apparue.

Affections nerveuses. — La tradition nous a livré l'observation d'une jeune paysanne, qui, abondamment menstruée, ressentit une impression si vive, que, subitement, l'écoulement menstruel s'arrêta et un violent hoquet se déclara avec tous les accidents consécutifs, difficulté de l'alimentation, de la parole, etc. Les révulsifs, les calmants, les antispasmodiques, isolés ou unis, avaient été inutilement employés pendant deux ans, vingt demi bains de la Raillère à 30 degrés et une trentaine de verres de cette source la soulagèrent d'abord, la guérirent ensuite.

Même résultat fut obtenu par le même praticien chez un enfant, dans un cas de trismus avec roideur articulaire.

Bordeu, Camus, citent deux cas d'hystérie convulsive guérie par un réveil des fonctions digestives et sous l'influence d'une excitation périphérique (1). D'un autre côté il n'est pas d'année où on ne voit survenir des attaques d'hystérie par la fatigue d'un traitement thermal trop fort. Le traitement thermal du reste diffère individuellement chez l'hystérique : nous avons observé une jeune fille chez laquelle le traitement externe développait de véritables contractures des membres.

La raison de toute application d'eau minérale au traitement des paralysies se lie à la marche de la maladie et à la sensibilité de l'organe cérébro-spinal.

Les paralysies attribuées à l'apoplexie appartiennent aussi à la congestion cérébrale et au ramollissement, trois faits qui répugnent à peu près en eux-mêmes à une médication de nature altérante ou excitante.

Sans doute, cette dernière s'adresserait à des membres paralysés, s'il ne fallait compter avec la faiblesse irritative et congestive du cerveau. Celle-ci peut n'être pas apparente et cependant se réveiller. Quand tout signe apparent ou réel d'un travail d'irritation manque, les paralysies doivent aux eaux minérales d'empêcher l'altération profonde des membres paralysés en stimulant la vie locale.

Bordeu avait déjà signalé le peu d'efficacité des eaux sulfureuses dans le traitement des paralysies cérébrales.

(1) Camus. Nouvelles réflexions sur les eaux de Cauterets.

Mais les eaux minérales paraissent être plutôt la médication de la paraplégie que de l'hémiplégie, la paralysie spinale étant plus souvent sous l'influence du rhumatisme, refroidissement, fatigue, etc.

La médication sulfureuse s'adresse surtout avec succès à la paraplégie rhumatismale. On cite un cas de strasbisme paralytique de même nature compliquant une paraplégie rhumatismale qui disparut avec la paraplégie rhumatismale sur un traitement thermal (1).

Surviennent avec plus de facilité encore, c'est-à-dire subitement, chez les hystériques, ces paraplégies, suite de fluxions supprimées, même après le rétablissement de menstrues, sous le coup d'influences morales.

Paralysies locales (paralysie fasciale) et paralysies plus générales, sont sous l'influence de l'*asthénie* que nous retrouvons ici et proviennent de fatigue physique, ou succèdent à des maladies dépressibles, — croup, fièvre typhoïde, etc. Les cas sont en général toujours des cas à succès. De même de toute paralysie locale dite *a frigore*.

Paralysie musculaire progressive. — Le docteur Wetzlar médecin d'Aix-la-Chapelle a cité des cas de paralysie musculaire progressive traités favorablement par l'eau minérale. L'état général de l'économie, les fonctions de la peau ont paru subir l'action du traitement avant les fonctions musculaires elles-mêmes.

(1) Études sur Cauterets, 1875, p. 448.

Quant à celles-ci, la marche progressive de la maladie paraît s'être toujours arrêtée sous l'influence du traitement thermal et le degré de retour de la fonction dans les muscles paralysés a été tout à fait en rapport avec l'état organique que l'on pouvait supposer à ces derniers ; ainsi, le retour fut nul pour les muscles des mains et des avant-bras, là où la maladie avait débuté comme d'habitude à une époque assez éloignée pour que ces derniers eussent subi une transformation complète ; le retour fût sensible, mais incomplet pour les muscles du tronc et des membres inférieurs, alors que la maladie n'avait affecté ces parties qu'à un certain degré ; complet enfin dans les muscles atteints seulement depuis une époque récente et nullement encore dans leur constitution organique.

Atrophie musculaire. — Un cas d'atrophie musculaire des muscles de la paume de la main et interosseux suite de très forte hémorrhagie s'est offert à notre observation. A la fin du traitement thermal, le dynanomètre qui au début de la saison marquait 25 kil. portait 45 kil.

CHAPITRE X.

Action plus ou moins spéciale des sources.
— L'usage des eaux thermales, dans leurs modes
divers d'application, prête à des considérations qui
sont comme un résumé, avec détails plus circon-
stanciés, de leur mode d'agir dans les différentes
localisations des maladies étrangères.

Bien que communes, ces considérations cependant
prêtent à des différences attachées à leur mode
d'application.

C'est ainsi qu'eu égard à la boisson, on est arrivé
à admettre une sensibilité organique particulière
du fait double que si, en mainte circonstance, le
viscère stomacal ne fait pas la différence des sour-

ces, en d'autres circonstances, qu'il soit fonctionnellement affecté ou non, il accuse cette différence en des termes beaucoup plus opposés qu'ils n'existent matériellement. Chez un emphysémateux, l'eau des Œufs était bien acceptée, tandis que la Raillère provoquait des coliques..... Chez une dyspeptique, l'eau la mieux tolérée était la source de César, quand on avait préalablement pris la précaution d'attendre son refroidissement dans le verre pendant quelques minutes. L'eau de la source de Mauhourat, la mieux tolérée dans les troubles dyspeptiques, ne put être acceptée sans douleur et dérangement. On observe souvent que, prise à la dose de un verre, une source donne des pesanteurs. Prise en deux fois, la même dose passe sans obstacles.

D'autrefois et dans des conditions analogues de dyspepsie, l'eau de Mauhourat donne des pesanteurs que ne produit pas l'eau des Œufs. Par l'usage continué, une à plusieurs sources sont peu à peu tolérées qui ne l'étaient pas au début.

Telles sont les quelques détails à ajouter à ceux que nous connaissons par ailleurs.

Si chez bien des arthritiques, l'eau sulfureuse, quelque soit la source, amène une forte action diurétique, chez d'autres la diurése est moindre qu'à l'état physiologique, elle n'est influencée que par un changement de température extérieure.

Douches. — Plus nombreuses et moins connues sont les données relatives au traitement externe. En premier lieu, nous trouvons la douche. L'étude dé celle-ci est toute dans sa réaction. La réaction peut être normale et le moindre de ses inconvénients est de donner lieu à un peu de céphalalgie, à un certain degré d'insomnie, tout d'abord. Ce sont là des phénomènes de début qui disparaissent aux douches subséquentes.

Pour bien des organismes à congestion facile, il est des températures à peu près fixes, pour lesquelles la réaction est normale. L'habitude peut élever ou abaisser ces températures, mais il est toujours une limite qui dépassée amène des réactions trop fortes qui se traduisent non-seulement par de l'insomnie et de l'agitation, mais par des nausées, du tremblement musculaire, etc.

La réaction trop vive se fait souvent aussi indépendamment de la température et c'est alors au moyen médicateur, à sa force vive qu'est due la réaction. Tel est le bain de piscine. Alors que la température identique de la douche avait suscité dans une occasion une bonne réaction, le bain de piscine analogue à peu près comme durée, provoqua à plusieurs reprises une réaction qui se jugeait par de la congestion céphalique, une épistaxsis, etc. Et cependant ces bains de piscine ne fatiguèrent pas plus que les douches.

Perturbation. — Il n'est pas un moyen médicateur général ou particulier qui ne réclame pour son action un ensemble de conditions vitales. Quand ces conditions vitales manquent ou sont insuffisantes, la douche agit en perturbant à la façon d'un contro-

stimulant, et cette perturbation dont on a souvent
à rechercher les effets, générale ou partielle, est
ressentie plus particulièrement suivant les individus
et leur état général par tels organes ou systèmes.
Chez tel, ce sera un défaut de réaction, une tendance
à la syncope, une torpeur fonctionnelle, une
disposition à une crise hystérique. Rappelons que
chez une jeune fille qui supportait de fortes doses
de boisson et en bonnes conditions générales du
reste, la douche, à quelque température qu'elle fût
prise comme le bain provoquait du refroidissement
des membres et un état de contracture tel qn'il y
avait presque impossibilité psndant quelques heures
à faire passer les membres inférieurs de l'état de
flexion à l'état d'extension.

Sans doute cet état de perturbation est éminemment propre à arrêter une hémorrhagie, mais celle-ci
peut s'arrêter d'elle-même après une douche froide
et par une réaction normale.

La perturbation dans une douche ne tient pas
aux éléments de la douche, température, pression,
etc, mais à l'individu et à ses conditious vitales, et
la preuve c'est que pour certains organismes toute
douche, et dans quelque condition favorable, qu'elle
soit donnée, est toujours perturbatrice. En second
lieu, il suffit chez le mieux disposé de telle ou telle
condition particulière, pour qu'une douche, bien
supportée jusque là, agisse en perturbant. Ceci
explique comment une hémorrhagie utérine par
exemple peut s'arrêter, à quelque température
qu'elle soit donnée, que la douche soit générale ou

locale, etc., du moment que la perturbation est acquise.

En dehors de ces cas, la douche peut cependant avoir des effets opposés à ceux assez ordinaires qu'elle obtient. La douche tiède par exemple donnée sur la moitié supérieure du corps arrête le plus souvent une hémorrhagie cataméniale qui se prolonge outre mesure.

D'autrefois la même douche renouvelle et augmente l'hémorrhagie ; la différence d'action doit être mise au compte de la sensibilité individuelle concevant ici l'acte de révulsion dérivative, suite de la réaction, ne la concevant pas là, ou la concevant en sens contraire.

Même effet et même explication par le bain plus ou moins chaud qui peut tour à tour ou augmenter ou arrêter l'hémorrhagie.

La condition vitale qui, dans ces effets opposés, domine, ne peut être que l'atonie plus ou moins générale ou locale.

Douches froides. — A mesure que, sous la douche, on descend des températures élevées aux températures fraîches, il est des effets physiologiques habituels qui apparaissent.

Sensation d'oppression, difficulté de prendre la respiration, spasme musculaire des muscles de l'inspiration, provocation aux quintes de toux, contraction de la surface cutanée, teinte violette du pourtour de la bouche et des ailes du nez traduisant le retrait de la circulation périphérique, sont en partie les phénomènes qui surgissent.

Ces sensations s'apaisent après la douche, la respiration reste fréquente du fait d'une certaine contracture musculaire qui rend les fortes inspirations impossibles et ce n'est qu'après le mouvement de dilatation périphérique qui survient peu à peu que la chaleur récupérée, la fonction pulmonaire reprend sa plénitude que suit un sentiment général d'aise. La réaction est-elle incomplète, la plupart des phénomènes premiers persiste, refroidissement, frisson, pâleur et lividité des tissus, etc. Est-elle exagérée, la rougeur se fait congestive, il se produit des céphalalgies, une excitation circulatoire justement appelée fièvre physiologique, et cette excitation cutanée peut amener diverses éruptions érythémateuse, acnéique, etc.

L'excitation peut se faire générale, musculaire, nerveuse, etc., les fonctions peuvent aussi être excitées quand elles ne sont pas un peu perturbées.

C'est le moment de l'apparition de douleurs rhumatoïdes provoquées, articulaires, musculaires, névralgiques, cutanées même (cutalgie), celles-ci plus sensibles spontanément qu'à la pression ou palpation.

Bains.—Le bain présente aussi de ces phénomènes, à l'intensité et au nombre près : il est une provocation à la toux et chez l'arthritique produit une tendance aux sifflements et sibilances.... C'est là un fait de sensibilité, car aussi souvent en dehors de l'arthritisme, de pareils effets manquent.

De sa nature, étant donné sa température, le bain serait plutôt congestible (son action dans le retour des fièvres intermittentes, contrairement aux bons effets des douches froides, le prouverait) et la faiblesse organique aidant, la congestion développée provoquerait chez certains prédisposés un état d'irritabilité nerveuse spasmodique qui va jusqu'à la crise hystérique.

Plus variés seraient les effets de la douche qui par sa température s'adapte mieux à la maladie locale.

Une bronchite chronique peut exister et l'état général se trouver très bien d'une douche chaude et tiède qui, en outre de l'action stimulante et tonique qu'elle produit, amène la disparition de certains phénomènes, tels que sentiment d'oppression, sensation de resserrement, pression à la poitrine, et râles localisés, principalement râles humides, qui réclament souvent pour eux la douche révulsive.

Par un acte de répercussion, la douche peut amener un état de congestion activé de la muqueuse bronchique qui se traduit en sibilances et râles sonores d'autant plus nombreux et faciles que l'éréthisme général et local dispose à cette congestion. Aussi, s'il peut être parfois nécessaire de s'aider de ce moyen pour développer un état aigü de la muqueuse, si même, eu égard à la *torpidité* locale, la révulsion peut être l'effet de la douche et amener la disparition de tout râle sonore, dans tous les cas où on aura à faire à une bronchite arthritique avec tendance à l'asthme, l'effet de répercussion étant alors la règle, la douche d'une façon générale doit être bannie.

On ne peut nier que la douche n'agisse beaucoup sur la sensibilité et ne l'exalte particulièrement. Il suffit d'observer combien des douches, même à température modérée, excitent la toux en dehors de toute bronchite. Est-ce là une contr'indication ? L'avantage est à balancer avec l'inconvénient. Or, l'état général et l'état local qui par la stimulation arrivent à conquérir la tonicité, y trouvent leur compte et au surplus la sensibilité s'atténue considérablement si elle ne disparait par l'habitude du stimulant. Mais la toux doit toujours être envisagée relativement à sa cause. Quand elle traduit un embarras ou gêne circulatoire quelconque, bronchique ou pulmonaire, nous devrions dire une *atonie* vasculaire, chez des lymphatiques, à palpitations cardiaques, une douche la calme complètement. C'est qu'elle est, donnée dans les conditions indiquées, le meilleur régulateur de la circulation, celui auquel, par un fait d'accoutumance, l'organisme obéit le mieux. Il est en effet habituel d'observer les lymphatiques qui ont le mode congestif, aux réactions exagérées et irrégulières, chez lesquels la température de la douche devrait être soigneusement mesurée, arriver à n'en plus tenir compte et à subir de toutes les transitions de température la réaction la plus franche et la plus régulière. Et le résultat n'est pas seulement une circulation régulière obtenue ! Là où dominait l'*atonie*, se conquiert la force, la tonicité d'une fonction; la fatigue cérébrale, qui rendait tout travail d'esprit difficile ou impossible disparait; aussi plus facilement un état catarrhal de l'organe de la voix où l'atonie entrait comme élément. Un sommeil régulier fait place à une insomnie ordinaire, etc.

La même condition vitale, l'*atonie*, fait la résistance aux effets de la douche. Aussi peut-on voir même des enfants chez qui domine le lymphisme, manquer de toute réaction.

Telles sont donc les conditions dans lesquelles les excitants agissent comme les meilleurs calmants. Il est facile de saisir la transition qui mène de l'un à l'autre. Boisson, bains, douches, etc. se montrent d'abord excitants, produisent de l'agitation, de l'insomnie, etc., les premiers jours. Ultérieurement, tout rentre dans l'ordre et les moyens les plus stimulants amènent aux effets opposés. Une médication douce, plus calmante en elle-même, peut alors renouveler l'excitation. Il nous a été donner dans ces conditions de voir un bain d'une source dégénérée, par une forte journée de chaleur, il est vrai, renouveler de l'insomnie. Nous serions plus réservés sur ce fait si nous ne savions, pour en avoir mainte fois fait l'observation, qu'une certaine excitation est nécessaire à l'*atonie* ; que de même que cette sensation de fatigue qui le matin suit le repos de la nuit, chez le lymphatique, disparait sous de bonnes excitations, la douche est pour l'un plus stimulante que le bain. Ceux qui se trouvent aussi bien du bain que de la douche à qui les deux excitations suffisent comme stimulation, sont les moins *atones*.

L'étude du bain de piscine, du bain de pieds, se prête aux mêmes considérations : excitation exagérée, congestion dépassant la mesure, perturbation, etc., ou stimulation douce, action dérivative du bain de pieds, etc.

Différences des bains et douches. — Tous ses moyens demandent à être jugés les uns par rapport aux autres. Ce que nous avons dit de l'atonie, nous permet de trouver la raison de leur différence comme de leur ressemblance. Le bain donné avec toutes les précautions disposerait peut-être mieux à la congestion : épistaxis, expectoration sanguinolente, même chez une personne qui y est déjà disposée, sont plus communs par le bain général.

Enregistrant certains faits, nous trouvons que chez un enfant de 13 ans, la douche à transition fatigue, alors que le bain de piscine produit un effet contraire.

Chez un jeune homme de 17 ans, la douche ne fatigue pas, quand elle est prise tous les deux jours ; le bain de piscine délasse. Et cependant l'un et l'autre ont facilement des palpitations cardiaques, ce dernier même, il y a un an, a eu une hémopthysie.

Malgré leur ressemblance, des nuances qui ne peuvent être traduites que par les sensations *subjectives* des malades et qui, il faut le dire, n'aboutissent pas à un résultat général, peuvent séparer ces divers modes entr'eux. Tel accusera un bon état de stimulation après la douche qui avouera plus de bien être après le bain !

Boisson, bain, douche, bain de piscine, auraient à peu près la même influence sur la production de certaines éruptions constitutionnelles, telles qu'urticaire, acné, furoncles, etc. La douche, tout autant que la boisson, provoquerait du ténesme, de la diurèse etc.

Enfin médication interne et médication externe peuvent se substituer l'une à l'autre dans les circonstances où le système digestif oppose une résistance à l'emploi de l'eau sulfureuse, résistance qui pour être rare se présente néanmoins.

Pour obtenir cet ensemble d'effets médicateurs dont se compose une cure thermale, on voit à quelle source il faut les puiser et combien une observation continuelle peut en faire varier le sens.

Les moyens plus spécialement locaux, tels que humage, pulvérisation, (douche pharyngienne et amygdalienne) sont le plus ordinairement des moyens complémentaires, pouvant cependant s'élever au rôle de moyen principal. On le comprend : la douche pharyngienne et amygdalienne, le humage en partie se bornent à une action topique, de nature substitutive, dont rarement la localisation morbide peut se satisfaire et qui nécessite l'intervention de l'action altérante de la médication interne.

Humage. — Par la pénétration qu'il réalise de certains éléments sulfureux, le humage peut posséder le double avantage des médications interne et externe en outre d'actions à lui particulières.

Ainsi se présenta-t-il chez M. L., 52 ans, venu à Cauterets dans des conditions de catarrhe et d'emphysème qui rendaient la respiration courte et traduisaient la gêne circulatoire par une teinte cyanosée des ailes du nez et du pourtour de l'orifice buccal.

Le humage pratiqué à Pauze Nouveau — les établissements d'en bas n'étaient pas encore pourvus de leurs nouveaux appareils — eut un effet qu'on n'eut pu demander supérieur aux moyens internes. Au départ, cyanose et catarrhe avaient disparu accusant une action de substitution et de stimulation locale et jusqu'à un certain point une action altérante générale.

L'action émolliente et sédative du humage se retrouve dans ces toux plus ou moins spasmodiques et sèches des bronchites arthritiques, ordinairement calmées dans leur intensité et leur retour. Aussi ce moyen d'action est-il plus employé contre les phénomènes de sub-irritation locale, que contre le catarrhe pharyngo-laryngien. L'action du humage apparaîtrait mieux dans les phénomènes qui se rapprocheraient plus du mode sub-aigu que du mode chronique, bien qu'elle se soit montrée supérieure dans les phénomènes modérément passifs de stase circulatoire que nous venons de rapporter. L'éréthisme inflammatoire le contr'indique cependant dans certaines conditions de faiblesse de tissu (envahissement tuberculeux).

La vitalité plus grande du parenchyme pulmonaire en rapport avec son fonctionnement rend l'action du humage plus manifeste dans les actes morbides du poumon que dans les affections des muqueuses pharyngo-laryngiennes.

Nous ne possédons pas encore de données cliniques sur le humage particulier destiné, sur les indications d'un de nos confrères aux affections utérines.

Pulvérisation. — Nous connaissons de par ailleurs (chapitre I) les ajutages qui forment les moyens pulvérisateurs (tambours, palettes, tamis). Ces ajutages sont reliés à une boule en métal reçue elle-même dans la cupule d'un pied mobile, dans laquelle ils peuvent subir diverses inclinaisons, suivant la commodité du malade.

Ces appareils fonctionnent avec une pression de 30 à 40 m. (1).

Le malade s'assied devant l'appareil, couvert en avant d'un peignoir imperméable et aspire doucement, en ouvrant la bouche et abaissant autant que possible la langue, l'eau sous forme de poussière ou de douche pulvérisée et qui retombe ensuite sur la cuvette en marbre qui soutient l'appareil. Action détersive et substitutive locale sur les muqueuses, action résolutive sur les amygdales par la percussion

---

(1) Les tuyaux alimentant les pulvérisations soit aux Thermes soit aux Néo-Thermes, viennent directement du grand réservoir construit à la sortie de la galerie souterraine de César à Pauze. Ils arrivent de ce réservoir avec une pression de 100 mètres, réduite au moyen de tuyaux modérateurs.

et le massage du jet, tel est le double effet de la pulvérisation. (Voir chap. III).

Gargarisme. — Il est aujourd'hui accepté que le gargarisme est susceptible de baigner non-seulement la base de la langue, luette, voile du palais, piliers, amygdales, partie antérieure de l'épiglotte, mais aussi la partie postérieure du voile du palais, le vestibule du larynx et la cavité sus-glottique.

Pour en arriver à cette fin, il est nécessaire de se soumettre aux prescriptions suivantes posées en 1868 par M. le Dr Guinier :

1o Relever légèrement la tête ;

2o Ouvrir modérément la bouche ;

3o Avancer la mâchoire inférieure en élevant le menton ;

4o Se mettre en position d'émettre ou chercher à émettre réellement le son de la double voyelle œ ;

5o Régler sa respiration.

1o Relever légèrement la tête. — En effet, le liquide occupant le fond de la cavité constitué par les ligaments glottiques eux-mêmes, rapprochés comme pour l'acte de l'effort et de la parole, reste là par son propre poids.

2o Ouvrir modérément la bouche. — Cet acte en effet sert l'ascension du menton.

3º Avancer la mâchoire inférieure en élevant le menton. — Ce mouvement, par la tension qu'il imprime aux muscles sus-hyoidiens, fait basculer en avant l'os hyoïde et le cartilage thyroïde, ce qui agrandit la cavité sus-glottique.

4º Se mettre en position d'émettre ou chercher à émettre réellement le son de la double voyelle œ. — C'est produire un état de tension qui redresse l'épiglotte de façon à élargir la cavité vestibulaire du larynx, notamment en avant.

L'émission de la voyelle ne produit aucun son à cause de la présence du liquide ; l'émission de l'air expiré au contraire produit un bruit de glou-glou spécial par son siège à timbre bas et profond (caverneux). Ce bruit de glou-glou traduit le bouillonnement du liquide, utile du reste, puisqu'il projette le liquide sur les parois de la cavité dont la muqueuse est à toucher.

Dans ces conditions et en dirigeant l'air expiré uniquement par les fosses nasales le voile du palais et la luette s'abaissent de façon à séparer complètement la cavité buccale de la cavité pharyngo-nasale et la gorgée liquide revient par les fosses nasales (régurgitation nasale).

5º Régler sa respiration. — On comprend en effet que la position de l'eau sur les cordes vocales supérieures rend toute inspiration impossible.

En dehors de ces conditions, le gargarisme reste buccal : la base de la langue est relevée, le voile du palais et la luette en contact avec le dos de la langue

limitent une cavité distincte et séparée du pharynx
et du larynx. L'air expiré passant en petite partie
au dessous de la luette produit en la soulevant les
bruit de glou-glou buccal ordinaire, pendand lequel,
du fait de renversement de la tête, quelques gouttes
de liquide sont toujours avalées.

FIN

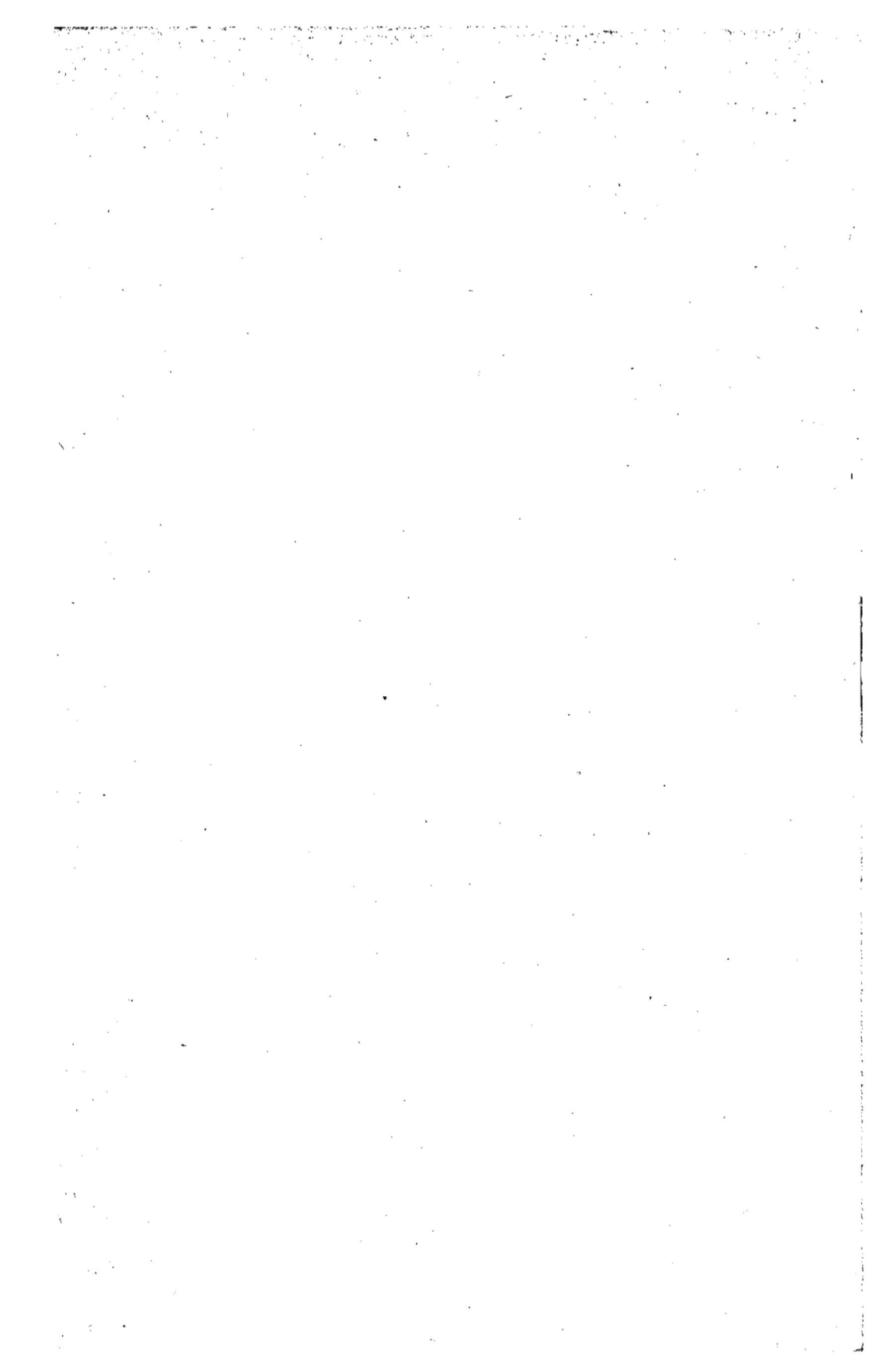

TABLE DES MATIÈRES

—

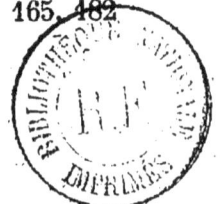

ANALYSE CHIMIQUE DES EAUX DE CAUTERETS, DE MM. FILHOL ET REVEIL, — LA SULFURATION D'APRÈS LE DOCTEUR DUHOURCAU.

NOMS DES SOURCES.	SULFURE de sodium aux lieux d'emploi.	HYPOSULFITE de soude.	SULFURE de fer.	CHLORURE de sodium.	CHLORURE de potassium.	CARBONATE de soude.	SULFATE de soude.	SILICATE de soude.	SILICATE de chaux.	SILICATE de magnésie.	PHOSPHATE de chaux.	PHOSPHATE de magnésie.	BORATE de soude.	IODURE de sodium.	FLUOR.	SILICE.	MATIÈRE organique.	GAZ AZOTE.	TEMPÉRATURE.	DÉBIT en 24 heures.
César............	0.02206	0.00197	0.0004	0.0178	trac.	trac.	0.0080	0.0656	0.0451	0.0007	trac.	trac.	trac.	trac.	trac.	»	0.0450	22cc33	48°	224.755
Espagnols	0.01802	0.00193	0.0005	0:0706	id.	id.	0.0089	0.0643	0.0470	0.0007	id.	id.	id	id.	id.	»	0.0482	22. 3o	42	92.392
Pauze-Vieux	0.01330	0.00128	0.0005	0.0770	id.	id.	0.0098	0.0456	0.0305	trac.	id.	id.	id.	id.	id.	»	0.0404	21. 65	38	66.312
Pauze-Nouveau à la buv.	0.02035	0.00395	trac. d'oxyde de fer.					carb. de chaux	magn. trac.							»	mat. organique et sels amm.		35 2	120.000
Rocher, à la buvette..	0.00434	0.03208		sulfate d'alumine (Henry)			0.0077	»	chaux		»	»	»	»	»					
Rieumiset........	»	»	»	0.0011	»	0.0034	0.0080	0.0476	0.0382	trac.	»	»	»	»	»		0.0154	»	16	28.360
La Raillère { chaude (buv.)	0.01526	0.00292	trac.	0.0598	trac.	trac.	0.0467	0.0081	0.0324	id.	trac.	trac.	trac.	trac.	trac.	0.0195	»	0.0350	22. 5o	30 4	74.000
La Raillère { tempérée.....	0.000384	0.003836	id.	0.0565	id.	id.	0.0596	0.0086	0.0296	id.	id.	id.	id.	id.	id.	0.0316	»	0.0350	23. 1o	34 6	37.000
Le Pré. { vieille........	0.00055	0.00336	»	»	»	»	»	»	»	»	»	»	o	»			»	42 9	31.248	
Le Pré. { nouvelle	0.01397	0.00174	»	»	»	»	»	»	»	»	»	»	»	»			»	29	26.690	
Petit St-Sauveur { vieille....	0.00341	0.00322	»	»	»	»	»	»	»	»	»	»	»	»			»	29	26.690	
Petit St-Sauveur { nouvelle.	0.01138	0.00159	»	»	»	»	»	silicate d'alumine	»	sels de mag	chlor. d'alumi-nium	chlor. de lithium	sulfate de chaux	»			»	32 8	95.000	
Mauhourat	0.00009	0.00352	»	»	»	»	»	»	»	»	»	»	»	»			»	23. 9o	47 1	21.600
Mauhourat	0.00015	0.0098	sels de fer. trac.	0.0072	»	0.0177	»	0.0235	0.0200	»	»	trac.	trac.	0.0054	0.0038	0.015	0.083	»		
Les Yeux	0.0005143	0.0012826	moyen. moy. 0.000266	0.0790	trac	trac.	moy. 0.0107	0.0731	moy. 0.0207	0.0003	trac.	trac.	trac.	trac.	trac.	trac	moy. 0.0481	27. 15	52 4	
Les Œufs { buvette du pont......	0.010895	0.003042	»	»	»	»	»	»	»	»	»	»	»	»			»			
Les Œufs { lieux d'emploi, chaude	0.00519	0.00434	»	»	»	»	»	»	»	»	»	»	»	»			»	43 2	590.000	
Les Œufs { minérale refroidie...	0.00101	0.00256	»	»	»	»	»	»	»	»	»	»	»	»			»	20		
Les Œufs { piscine............	0.00121	»	»	»	»	»	»	»	»	»	»	»	»	»			»			
Bois { chaude du sud.....	0.01009	0.00277	trac.	0.746	trac.	trac.	0.0368	0.0102	0.0353	trac.	trac.	trac.	trac.	trac.	trac.	0.0283	»	25. 68	42	21.600
Bois { chaude du nord..	0.00919	0.000662	»	»	»	»	»	»	»	»	»	»	»	»			»			
Bois { tempérée.......	0.00422	0.00251	id.	0.0528	id.	id.	0.0402	0.0047	0.0007	id.	id.	id.	id.	id.	id.	0.0058	»		32	8.640

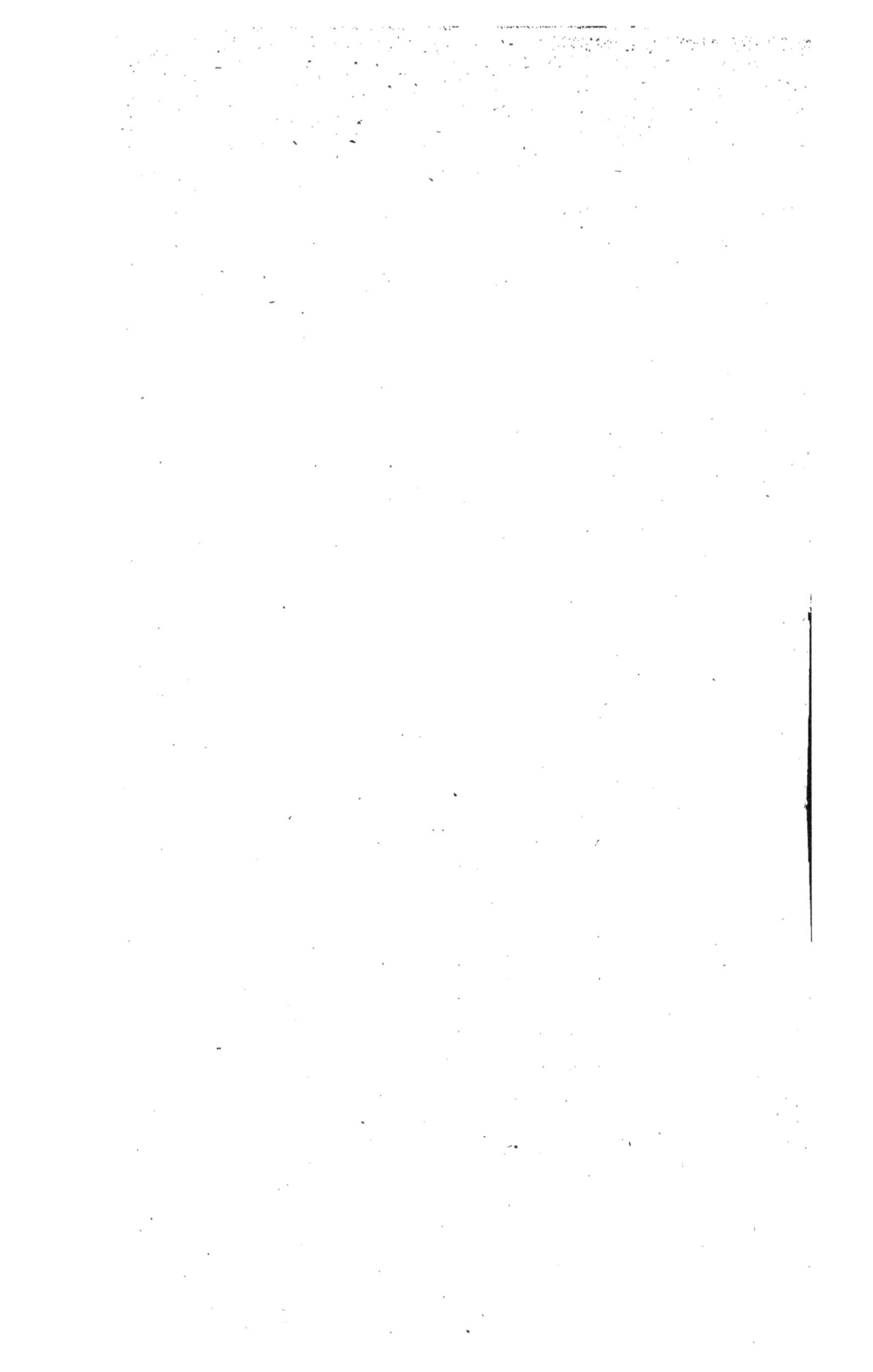

LIBRAIRIE G. CAZAUX

24, PLACE DE LA HALLE, PAU, A COTÉ DE LA PRÉFECTURE

Succursale à Cauterets

A. LEQUEUTRE : **Guide de Cauterets** avec un plan de la ville et une carte de la région, 8e édition, un joli vol. in-32 de 200 pages . . . . 1 fr. 50

Guide de Barèges, St-Sauveur et Gavarnie, par le même auteur, un joli vol. in 32, cart. toile . . . . . . 2 fr. »»

Dr A. BOUYER : **Mémoire sur les eaux de Cauterets** par MM. Lomet et Ramond, réimprimé avec notes et observations . . . . 0 fr. 60

Dr BOUYER : **L'Inhalation et la Pulvérisation à Cauterets,** in-12 . . . . 1 fr. »»

Dr SÉNAC-LAGRANGE : **Les eaux minérales sulfureuses de Cauterets,** 1 vol. in-12 . . . . 2 fr. 50

Dr DUHOURCAU : **Recueil d'observations sur l'effet des eaux de Cauterets,** par A., Th. et F. de Bordeu, avec notes et observations, in-12 . . . . 1 fr. 50

Dr GUINIER : **Maladies de la Gorge et du Nez ;** méthode pratique de Gargarisme Laryngo-Nasal, 3e édition, 1 joli vol. in-32 . . . . 1 fr. »»

Dr ROBERT : **Des maladies utérines et de leur traitement par les eaux de Cauterets,** 1 vol. in-8 . . . . 3 fr. »»

Dr LAHILLONNE : **Histoire des Fontaines de Cauterets** et des variations de leur emploi au traitement, etc., un vol. in-12 . . . . 3 fr. »»

E. WALLON : **Carte des Pyrénées centrales,** gravée sur pierre par Hauserman, cart. . . . . 3 fr. »»

G. B. DE LAGRÈZE : **Le Château de Pau. — Le Béarn.** Un beau vol. de 400 pages, imprimé en caractères elzéviriens, sur papier teinté, illustré de six eaux fortes par E Sadoux.. . . . . . . 3 fr. 50, avec E. F. 5 fr. »»

G. B. DE LAGRÈZE : **La société et Les Mœurs en Béarn,** un beau vol. de 350 pages, imprimé en caractères elzéviriens, sur papier teinté . . . . 3 fr. 50

Souvenir de Pau. — Le Château — La Ville — Les Environs, in-4º . . . . 0 fr. 60

Cte RUSSELL : **Les grandes ascensions des Pyrénées,** guide du piéton d'une mer à l'autre, in-12 cart... 2 fr. 75

www.ingramcontent.com/pod-product-compliance
Lightning Source LLC
Chambersburg PA
CBHW071655200326
41519CB00012BA/2514